DES VARICES

PENDANT LA GROSSESSE

ET L'ACCOUCHEMENT

Par le Dr H. CAZIN

Médecin de l'hôpital maritime de Berck-sur-Mer,
Membre correspondant de la Société de chirurgie, de Paris,
de la Société médicale des hôpitaux de Paris,
de la Société anatomique etc., etc.
Lauréat de l'Académie de médecine.

(Mémoire couronné par l'Académie de médecine.
Concours pour le prix Capuron).

· PARIS

ADRIEN DELAHAYE ET E. LECROSNIER, ÉDITEURS

PLACE DE L'ÉCOLE-DE-MÉDECINE

1881

DES VARICES

PENDANT LA GROSSESSE

ET L'ACCOUCHEMENT

DES VARICES

PENDANT LA GROSSESSE

ET L'ACCOUCHEMENT

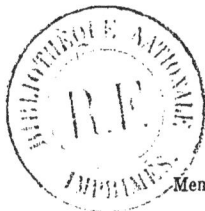

Par le D' H. CAZIN

Médecin de l'hôpital maritime de Berck-sur-Mer,
Membre correspondant de la Société de chirurgie, de Paris,
de la Société médicale des hôpitaux de Paris,
de la Société anatomique etc., etc.
Lauréat de l'Académie de médecine.

(Mémoire couronné par l'Académie de médecine.
Concours pour le prix Capuron).

PARIS

ADRIEN DELAHAYE ET E. LECROSNIER. EDITEURS

PLACE DE L'ÉCOLE-DE-MÉDECINE

1881

VARICES PENDANT LA GROSSESSE

ET L'ACCOUCHEMENT

Mémoire-couronné par l'Académie de médecine (concours pour le prix Capuron, 1879).

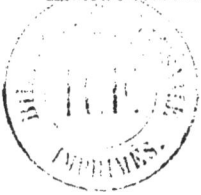

> Postquam gravida est fæmina, pluri-
> mis afficitur morbis à solâ graviditate
> oriundis.
>
> VAN SWIETEN.

La question posée par l'Académie de médecine pour le concours du prix Capuron « Des varices pendant la grossesse et l'accouchement » est peut-être une des plus vastes et des plus variées de l'obstétrique.

Au premier abord, elle paraît simple et étroite, car on est porté à se figurer que tout est connu sur ce sujet. Ce jugement superficiel est justifié par le peu de place qu'accordent à son étude les auteurs classiques les plus estimés, qui se bornent souvent à lui consacrer une mention écourtée.

Dans ces dernières années on s'est pourtant occupé davantage de cette pénible et quelquefois dangereuse complication. Mais les matériaux de ces recherches sont disséminés dans les publications périodiques, dans des ouvrages spéciaux, ou dans des thèses de nos facultés de médecine. Je me propose de réunir dans un travail d'ensemble tous ces renseignements épars et d'y joindre les résultats de ma pratique personnelle (1).

Prendre absolument à la lettre l'énoncé de la question posée par l'A-

(1) Dans le mémoire déposé à l'Académie, j'avais cité *in extenso* de nombreuses observations (79) empruntées à divers auteurs; je n'en donnerai ici que le résumé et l'indication de la source où j'ai puisé, me contentant de reproduire les faits les plus saillants et ceux qui me sont propres. Avant que mon travail ait été livré à l'impression, je l'ai communiqué au Dr Budin auquel le même sujet était échu, lors du concours d'agrégation (section de chirurgie et accouchements, session de juillet 1880). Il a été assez gracieux pour me citer souvent. Je me permettrai d'user de réciprocité avec lui et de mettre à profit les quelques recherches bibliographiques qui m'avaient échappé et qu'il a rapportées dans sa thèse.

cadémie, arrêter à l'accouchement sans y comprendre la période des couches l'étude de la pathologie des vaisseaux affectés de varices, serait, je pense, singulièrement tronquer le sujet, le mutiler. Comment, par exemple, parler des phlébectasies vulvaires pendant le travail et rester silencieux sur le compte de celles dont l'existence ne s'accuse que par un thrombus deux ou trois jours après la délivrance? Serait-il réellement clinique de traiter de la phlébite variqueuse pendant la grossesse et de ne pouvoir la comparer à celle qui se développe dans l'état de puerpéralité proprement dit? J'ai préféré prendre le mot accouchement dans son acception la plus large et étudier les varices pendant la grossesse, le travail et la période des couches. Voici le plan que j'ai adopté : dans une première section, je passerai en revue les modifications organiques et constitutionnelles apportées dans l'économie par l'état de gestation. Le terrain où se fera la manœuvre, qu'on me permette la comparaison, nous sera ainsi plus familier, et la connaissance de ces faits d'ordre général nous donnera la clef de certains symptômes, de certains accidents et en éclairera la pathogénie. Dans une seconde section, j'aborderai l'étude des varices pendant la grossesse, le travail et la puerpéralité. L'ordre dans lequel je la présenterai est inspiré par la distribution anatomique des phlébectasies; on arrive ainsi à un classement méthodique des plus propres à éviter les répétitions. Je traiterai donc successivement les sujets suivants résumés dans ce sommaire :

TITRE III. — Varices de l'urèthre et de la vessie.
TITRE IV. — Varices de l'anus et du rectum.
TITRE V. — Varices du tronc.

Enfin, dans un court exposé, je rappellerai le peu que nous savons au sujet de l'influence des varices maternelles sur l'embryon ou le fœtus.

SECTION PREMIÈRE.

Modifications organiques et constitutionnelles liées à l'état de gestation, à l'accouchement et à la puerpéralité.

Avec Denman (1) on peut considérer la grossesse comme un état physiologique, mais touchant de si près à un état morbide que la limite paraît souvent difficile à établir; il serait plus juste d'admettre qu'il existe alors un véritable état pathologique accidentel et temporaire qui apporte dans l'économie une perturbation profonde.

La gravidité place en effet la femme dans de nouvelles conditions vitales; les modifications dont le système génital est devenu le siège retentissent sur toute l'économie, justifiant ainsi l'expression d'Ashwell, qui considère la matrice comme le centre de toutes les sympathies dans l'organisation féminine. De sorte, dit Churchill (2), qu'il n'existe pas alors un seul organe, une seule fonction, qui ne soit plus ou moins impressionnés par la conception, et cela dès que l'œuf commence à se développer dans l'utérus (3); en même temps, il se produit des changements plus ou moins considérables dans la composition et la quantité du liquide sanguin.

Ce serait sortir du cadre que nous nous sommes tracé que de consacrer à l'étude de la physiologie et de la pathologie de la grossesse une place trop étendue. Nous ne signalerons que ce qui peut nous intéresser au point de vue de la question qui nous occupe. Certaines descriptions qui pourraient, en ce lieu, paraître oiseuses, trouveront dans le cours de ce mémoire leur application, et serviront ultérieure-

(1) Introd. to the pract. of midwifery, 7e éd., p. 144.
(2) Traité des maladies des femmes, éd. française, p. 685.
(3) Jaccoud. Thèse de Paris, 1860.

ment à élucider certains points de pathogénie ou à tirer quelques dé-
ductions.

Occupons-nous d'abord des modifications locales. Sans contredit,
celles qui occupent le premier rang sont celles qui intéressent les organes génitaux.

A l'état normal, chez les nullipares, l'utérus, d'un volume relativement insignifiant, est plongé dans le bassin. Dès que la conception
a lieu, tout change. Au début, le développement de l'organe se fait
pour ainsi dire d'une façon silencieuse ; mais bientôt l'urèthre, le col
de la vessie, le rectum subissent l'influence de cette ampliation.

Vers le quatrième mois, par exemple, la compression de la vessie
détermine du ténesme, des envies fréquentes d'uriner. Les vaisseaux
qui se rendent au membre inférieur ou en reviennent ne subissent
nullement cette pression. Plus tard, quand la matrice s'est élevée au-
dessus du détroit supérieur, c'est le corps de la vessie qui en supporte
le poids. Mais ce n'est que quand le développement de l'utérus est
presque complet et repose sur l'enceinte du bassin que les artères et
les veines iliaques sont comprimées.

Ces changements graduels dans le volume de l'organe gestateur
s'accompagnent de l'augmentation proportionnelle du calibre des
vaisseaux qui vont se rendre dans le petit bassin et en particulier
à l'appareil de la gestation. Il en résulte une vascularisation remarquable de tous les tissus qui concourent à le former. Les artères is-
sues de deux sources principales (a. utéro-ovarienne et a. utérine éma-
née de l'hypogastrique) décrivent autour de la matrice d'innombrables
flexuosités, s'anastomosent richement et constituent ainsi un admi-
rable réseau qui finit à la vulve. Ces vaisseaux artériels ne se multi-
plient pas, mais deviennent apparents là où on pouvait à peine les
apercevoir.

Les veines subissent un accroissement analogue, mais plus accusé
encore ; elles forment dans l'intérieur du tissu utérin hypertrophié de
larges canaux auxquels on a imposé le nom de *sinus* et, dans l'épaisseur des ligaments larges, un énorme plexus que l'on a comparé au
plexus pampiniforme de l'homme. (Voy. Varices du ligament large.)

Au vagin, à la vulve, les veines sont aussi très développées et, si on
ne les aperçoit pas toujours rampant et décelant leur présence à tra-
vers la muqueuse, c'est que celle-ci est de couleur foncée, bleuâtre,
par suite des phénomènes qui s'accomplissent dans les capillaires et
dont nous allons aborder l'étude.

La dilatation, dont cet ordre de vaisseaux est frappé, donne à la muqueuse du col de l'utérus, du vagin et même de la vulve une coloration dont Jacquemier, d'Outrepont et Klüge ont voulu faire un signe diagnostique de grossesse. Les médecins vétérinaires avaient depuis longtemps signalé cet aspect: « Chez les femelles des animaux, dit Raymond, le vagin se colore en rouge à l'époque des chaleurs ; il prend pendant la gestation une teinte violâtre, brunâtre, la muqueuse semble s'épaissir (1).

Des phénomènes de même ordre se passent chez la femme. Jacquemin (2) a examiné 4,500 filles publiques enfermées à la prison de la Force et assure l'avoir constamment constaté dans les cas de gestation. Cette coloration plus ou moins intense est le résultat de la stase sanguine, laquelle provient elle-même du ralentissement du cours du sang. Ce dernier est la conséquence physiologique de l'élargissement des canaux de la circulation ; car, on le sait, en supposant que la quantité du liquide soit la même, cette fonction s'accomplit d'autant plus lentement que le diamètre des conduits est plus considérable.

Comme on le comprend, l'hyperémie n'est pas due à la compression de l'utérus gravide, ainsi que beaucoup d'auteurs l'avancent encore, puisqu'elle se produit dès les premiers mois de la gestation, alors que la pression ne peut être invoquée. Tout au plus, ce phénomène purement mécanique pourrait-il entrer en ligne de compte vers la fin de la grossesse, comme cause accessoire et aggravante.

C'est la vitalité nouvelle de la matrice, c'est l'apport considérable de sucs nutritifs nécessaires à l'entretien et au développement du nouvel être, qui fluxionne et hypertrophie ainsi tous les organes du petit bassin.

Cette véritable hypertrophie des vaisseaux à sang noir se fait aussi sentir jusque sur les mamelles qui, on peut le dire avec L. Le Fort (3), font partie de la zone génitale.

Nous étudierons plus loin en détail les entraves apportées par la grossesse à la circulation en retour dans les membres inférieurs, mais nous ne saurions passer ici sous silence un autre effet éloigné de l'excitation, de l'éréthisme imprimé à tout le système sanguin.

Ce n'est que par la congestion que l'on peut en effet essayer d'inter-

(1) Traité de la parturition des principales femelles domestiques. Lyon, 1850.
(2) Coloration de la vulve in Parent-Duchâtelet, La prostitution, t. I.
(3) Société de chirurgie, séance du 21 juin 1876.

prêter ces hypertrophies du corps thyroïde, qui apparaissent fréquemment pendant la grossesse. Chassaignac cité par Petit (1) en a observé un cas fort curieux. Le corps thyroïde s'étant développé outre mesure dans le cours d'une première grossesse, à chaque nouvelle conception l'hypertrophie faisait des progrès. Comment se rendre compte de cet apport de sucs nutritifs et de ce développement vasculaire, si ce n'est pas cette force mystérieuse qui pendant la grossesse donne à tout l'arbre circulatoire une excitation si active ?

Cet éréthisme, dont nous avons montré que toute l'économie était envahie, donne lieu à une accélération de la circulation, à une espèce de fièvre physiologique. Le pouls, que les anciens disaient toujours fréquent et vibrant et dont ils croyaient tirer un signe diagnostique, présente des changements variables, mais indubitables. Le nombre des pulsations dépasse le chiffre normal de 8 à 10 environ.

Le corps tout entier subit une légère élévation de température qui varie de un demi à un degré. Fricke a noté celle du vagin pendant la gestation et a constaté qu'elle s'élevait pendant cette période d'une fraction de degré seulement (2).

Le cœur, peut-être par une espèce de synergie avec l'utérus (?), peut-être par un mécanisme que nous présenterons plus tard, offre souvent un certain degré d'hypertrophie qui porte plus spécialement sur le ventricule gauche, dont la cavité est agrandie et les parois épaissies. Ce fait, signalé pour la première fois par Larcher (3), dont l'existence a été révoquée en doute par Monneret, mais confirmée par les travaux de Blot, de Zambaco et de Béraud, est admis par la généralité des auteurs, mais il est loin d'être constant, car Ducrest (4) n'a trouvé sur cent femmes mortes enceintes, ou récemment accouchées, d'hypertrophie cardiaque que dans la proportion d'un tiers.

C'est à cette formidable vascularisation créée par le gravidisme dans presque tous les organes, à l'hypertrophie et à la désorganisa-

(1) Petit. Th. Paris.
(2) Recherches sur la température du vagin et de la matrice avant et pendant la menstruation et sur la température du vagin pendant la grossesse. Journal de Fricke et Oppenheim, 1838.
(3) De l'hypertrophie normale du cœur pendant la grossesse et de son importance pathogénique ; mémoire couronné par l'Académie des sciences, in Arch. gén. méd. Paris 1859, t. I.
(4) Quelques recherches sur une production osseuse trouvée dans le crâne des femmes en couche. Th., Paris, 1844.

tion des viscères à propos desquels nous n'avons pu nous étendre ici, que l'on doit attribuer une grande partie des hémorrhagies redoutables qui ont lieu chez les femmes enceintes à la suite de la plus légère piqûre et après la rupture d'un vaisseau variqueux insignifiant.

Le sang présente, dans le cours de la grossesse, des changements qui portent sur sa composition et sur sa quantité. De ces changements, les uns sont physiologiques et se rencontrent presque toujours, les autres, au contraire, sont morbides et exceptionnels. Mais il existe entre ces deux états des gradations si insensibles et une séparation si peu nette que l'on peut considérer le second comme étant pour ainsi dire l'exagération du premier.

Nous passerons donc en revue ces modifications sans consacrer à chacune d'elles un paragraphe spécial.

Tous les auteurs qui ont écrit sur la grossesse avant les travaux d'Andral (1) regardaient la pléthore vraie comme un phénomène ordinaire, sinon obligé dans cet état, et attachaient à ce mot l'idée de richesse du sang. L'étude unique des symptômes les avaient conduits par induction à ériger cette hypothèse en principe; je dis unique, car aucune analyse du sang n'avait été faite jusque-là. Le besoin de tout chercher à expliquer, si naturel à l'homme, avait porté à interpréter dans ce sens les phénomènes de plénitude notés pendant la gestation.

Andral et Gavarret firent justice de cette erreur si longtemps accréditée, en démontrant d'une manière péremptoire que le sang subissait pendant la gravidité une altération en rapport avec l'époque à laquelle on observait; que le sang, au lieu d'être plus riche, perdait au contraire une partie de ses globules; que les femmes enceintes, en un mot, marchaient vers la chloro-anémie à chaque pas qu'elles faisaient dans la grossesse. Plus tard, Becquerel et Rodier venaient confirmer ces résultats, que les analyses de Régnault (2), faites mois par mois, sont venues rendre plus évidentes encore.

Il suffit de jeter les yeux sur le tableau que Cazeaux a reproduit dans son Traité d'accouchements (3) pour voir que l'eau augmente depuis le commencement jusqu'au terme de la grossesse. Je dois ajouter

---

(1) Hématologie pathologique, 1843.
(2) Thèse de Paris, 1847.
(3) Cazeaux. Tr. d'acc., 5e édit., 1856, p. 278.

que dans les premières semaines elle atteint environ 800/1000 et qu'à la fin de la gestation elle dépasse quelquefois 900/1000.

Donc, premier fait indéniable, hydrémie, véritable diathèse physiologique de la grossesse, comme l'appelle Stoltz (1). Beau se demande « s cette hydrémie n'aurait pas pour but de déterminer dans les tissus un degré de ramollissement nécessaire à l'ampliation souvent extrême des parois abdominales et à celle qui s'effectue dans les parois génitales lors de l'expulsion du fœtus (2). »

Nous pensons qu'elle pourrait peut-être donner la clef de la facilité avec laquelle le sang s'épanche dans le tissu lamineux, grâce à la laxité qu'il présente pendant la gestation, fait déjà relevé par Cazeaux.

L'albumine et les globules (Becquerel et Rodier) diminuent à mesure que l'on s'approche de la dernière période de la grossesse. A l'état de vacuité, le sang de la femme présente en albumine une moyenne de 70,8/1000 ; elle descend au neuvième mois à 66,6/1000. Les globules rouges, dont le nombre à l'état normal oscille entre 130 et 140, ne dépassent pas 110 à l'époque de l'accouchement. Les travaux de Malassez ont établi cette vérité sur les bases indiscutables d'un examen microscopique rigoureux.

Il arrive aussi que les disques sanguins, quoique en assez grande abondance, sont pâles, manquant d'hématosine suffisante ; cet état constitue la leucémie. Les globules blancs, dont le chiffre est presque insignifiant pendant la santé, augmentent sensiblement, et cette augmentation, cette leucocytose, est pour Sée la caractéristique de la chlorose puerpérale.

Je ne cite la diminution du fer que pour mémoire, parce que son absence ou sa présence ne joue pas un rôle marqué dans l'étude des varices et de leurs complications.

En résumé, le sérum augmente dans des proportions considérables, et tous les autres corps constituants du sang diminuent, sauf la fibrine.

L'augmentation de l'élément plastique du sang, de la fibrine, constitue ce que l'on a appelé l'hypérinose.

Les physiologistes modernes admettent volontiers que les substances albuminoïdes n'existent pas toutes formées dans le sang, qu'elles y sont à l'état de dissolution sous la forme de combinaison mal définie ;

(1) Nouv. dict. de méd. et de chir. pratiq., t. XVII, p. 53.
(2) Traité expérimental et clinique d'auscult. Paris, 1865, p. 472.

on a qualifié cette substance du nom de fibrinogène (Denis, de Commercy) ; elle est instable et la moindre cause suffit pour que la fibrine se précipite; c'est ce qui a lieu dès que le liquide, pour une cause ou pour une autre, se trouve en dehors de la circulation. Il y a alors formation de caillot par déposition de la fibrine; dans certaines circonstances, le même fait se produit dans les vaisseaux quand le sang cesse de se mouvoir avec la même rapidité ou quand il est trop chargé de principes plastiques.

C'est ce qui arrive pendant la gestation, où nous voyons la fibrine présenter graduellement une augmentation. Au début, elle est environ de 2,5/1000; à la fin, elle atteint 4,5/1000, c'est-à-dire presque le double. Nous trouverons dans le cours de ce travail de nombreuses applications de ces importantes données.

Le sang n'est pas seulement modifié, quant à la composition, il présente en outre des changements quant à sa quantité.

La masse totale du sang augmente chez les femmes enceintes, c'est un fait qui, *a priori*, semblerait ne pas avoir besoin de démonstratration. Il existe là ce que les anciens appelaient Pléthore *quoad molem*, que nous qualifierons de Pléthore *massive* ou par quantité. Cette augmentation s'explique quand on songe qu'un organe jusqu'alors peu développé va se creuser de larges canaux vasculaires et que dans ces canaux va circuler un sang inutile à la mère, destiné à l'alimentation de l'enfant. Ce travail qui se fait graduellement dès le premier mois de la grossesse, devient surtout actif vers le cinquième mois : c'est alors que le volume du fœtus est devenu assez considérable et ses besoins assez pressants pour que la quantité de sang qui lui est nécessaire soit notablement augmentée et accroisse d'autant celle qui dans les vaisseaux utérins lui distribue les éléments de sa nutrition; avec les progrès de la grossesse, la masse suit une augmentation proportionnelle au développement du nouvel être et elle atteint son maximum au moment de l'accouchement.

Si cette polyhémie avait besoin d'une démonstration, on la trouverait dans ce fait, qui est d'observation courante, que dans le cours de la parturition, la femme perd du sang dans des proportions qui à l'état de vacuité seraient loin d'être inoffensives (1). Cette immunité spéciale indique bien que, dans ce cas, l'hémorrhagie est un fait physiologique

_____

(1) Lingrand. Des pertes de sang physiologiq. dans les accouch. Th., Paris, 1872, n° 291.

indispensable, un moyen qu'emploie la nature pour débarrasser la mère du trop plein sanguin tout à l'heure encore destiné à son fœtus.

Une autre preuve de cette polyhémie se trouve jusqu'à un certain point dans l'hypertrophie cardiaque se développant très fréquemment dans le cours de la grossesse. Pourquoi ne pas admettre que cette hypertrophie, due peut-être en partie à l'obstacle apporté à la circulation aortique par le développement de l'utérus dans les derniers mois de la grossesse, ne se rattache aussi à la lutte que le ventricule gauche doit soutenir contre la tension artérielle, résultat direct de la pléthore blanche et de la résistance qui en est la conséquence.

Des expériences sur la valeur desquelles il reste encore quelques doutes, ont prouvé à Hecker de Munich (1) que, déduction faite du poids des solides et des liquides expulsés dans l'acte de l'accouchement, le poids qu'atteint la femme pendant la grossesse reste notablement supérieur à celui qu'elle présente dans l'état de vacuité. Gassner (2) a trouvé en moyenne une augmentation de 2,600 grammes pendant le huitième mois et 1,690 pendant le neuvième et de 1,540 pendant le dixième. L'augmentation de la masse totale égalerait le treizième du poids du corps.

Guéniot a pratiqué comparativement sur la même femme des mensurations qui lui ont démontré que dans les derniers temps de la grossesse et sans que l'urine renfermât une seule trace d'albumine toutes les parties du corps, les supérieures à un moindre degré que les inférieures, offrent une sorte de turgescence ou d'augmentation de volume qui disparaît après la délivrance.

J'ai à cœur de revenir sur la question de la tension vasculaire parce qu'elle pourra nous être d'un grand secours lorsque nous étudierons la pathogénie des varices.

Cette tension à peine signalée par Marey dans son livre sur la circulation tient à la fois à l'hydrémie et à l'hypertrophie cardiaque. Cet excès de la tension artérielle s'accuse souvent par des vertiges, des éblouissements, des tintements d'oreille; elle peut amener des congestions locales allant même jusqu'aux épistaxis, hématémèses, hémoptysies, hémorrhagies qui semblent dues aux efforts faits par la

---

(1) Cité par Guéniot, Bull. et mém. de la Société de chirurgie, 1874, p 514.

(2) Monatschrift für Geburtsh., t. XIX, p. 9.

nature pour éliminer le trop plein du système vasculaire. Lesguillons (1) a cherché à recueillir des tracés sphygmographiques et il a constaté que la tension artérielle avait augmenté. Ce résultat a aussi été obtenu par Mahomed (2), Jancourt Barnes (3) et Macdonald (4) dont les tracés sont très probants. La tension artérielle amène une tension analogue dans les veines qui, plus dilatables réagissent moins que les artères. Les membres inférieurs surtout en sont affectés, d'abord à cause de l'action de la pesanteur, ensuite en raison de la compression qu'exerce le globe utérin dans les derniers mois de la grossesse.

L'urine présente, dans la grossesse, des modifications qui, pour ne pas être constantes, n'en ont pas moins une grande importance au point de vue qui nous occupe. En première ligne, plaçons l'albuminurie, assez fréquente pour que Blot ait pu en relever 41 cas sur 205 femmes. Plus rare dans la pratique rurale que dans les hôpitaux, à la campagne qu'à la ville, cette désalbumination du sang se rattache à un commencement de désorganisation du tissu rénal. Blot (5) attribue à cette cause primordiale la gravité des hémorrhagies. Imbert Gourbeyre, dans le mémoire qu'il a présenté à l'Académie en 1856, a établi la réalité de l'hémorrhagie d'origine brightique ; il est naturel d'admettre, dit Cornillon (6), que les nombreux exemples de pertes considérables de sang pendant la gravidité, consignées dans les auteurs, avaient été favorisées par l'albuminurie concomitante. Nous citerons du reste à l'article « Varices vulvaires » une observation où le doute n'est plus permis.

En second lieu, citons la glycosurie signalée par Blot et apparaissant surtout pendant la puerpéralité et la lactation.

Les phénomènes de l'accouchement ne fixeront pas longtemps notre attention. Ici tout se concentre sur le fait de l'effort. La respiration est momentanément suspendue, tous les organes abdominaux sont

(1) Des varices qui se développent sous l'influence de la grossesse. Th., Paris, 1869, n° 152, p. 23.
(2) Medico-chirurgical Trans. Lond., vol. LVII, p. 223, 1874.
(3) Obstetr. Trans., vol. XVI, p. 263.
(4) The bearings of chronic diseases of the heart upon pregnancy, etc. 1 vol. Londres, 1878.
(5) Thèse de doctorat, 1849.
(6) Des accidents des plaies pendant la grossesse à l'état puerp. Thèse, Paris, 1872, n° 211.

comprimés et refoulés en arrière par les contractions de la paroi musculaire de l'abdomen ; il en résulte une gêne de la circulation de la veine cave inférieure, des iliaques ; d'où, refoulement du sang dans leurs divisions initiales. Ajoutez à ces efforts normaux ceux qui accompagnent la parturition et qui résultent de la toux, des vomissements, et on aura une idée du trouble apporté à l'ensemble de la circulation et spécialement à celle des organes génitaux.

Les différentes conditions sont encore exagérées quand il existe une étroitesse de la cavité pelvienne, un volume exagéré de l'enfant, ou un obstacle quelconque à son expulsion.

Aussitôt la délivrance, il survient dans l'appareil circulatoire un défaut d'équilibre qui résulte de l'afflux sanguin considérable qui suit la déplétion plus ou moins brusque de l'abdomen. Ce raptus rapide et soudain s'effectuant dans les vaisseaux d'avance dilatés, à parois plus ou moins amincies, peut amener quelquefois une rupture ; un épanchement a lieu et une tumeur sanguine est constituée. Cet accident, on le conçoit, est plus fréquent après les accouchements prompts.

Il ne saurait rentrer dans le cadre de notre travail d'esquisser même la physiologie pathologique de la puerpéralité. Il nous suffit de savoir qu'outre la continuation et l'aggravation de l'état général particulier qui caractérisait la grossesse, il se produit une manière d'être spéciale de l'économie, encore mal déterminée, que Trousseau (1) appelait la dyscrasie puerpérale. Cette qualification, sans rien préjuger, indique assez bien que pendant les deux semaines qui suivent l'accouchement, souvent même pendant plus longtemps, on voit chez la femme la leucocythémie s'accuser davantage et se développer une disposition extrême *à faire du pus*. Les plaies ont peu de tendance à la cicatrisation, suppurent longtemps et deviennent souvent le siège de gangrènes plus ou moins étendues, surtout dans le voisinage des organes génitaux. On connaît toute l'importance que les membres de la Société de chirurgie ont attachée à cette question des opérations pendant la grossesse et la puerpéralité ; si la discussion n'a pas amené une conviction absolue, elle a du moins mis en lumière les accidents qui menacent les opérateurs qui interviendraient à une époque trop rapprochée de l'accouchement.

_____

(1) Clinique méd. Paris 1868-69.

Un des dangers de la période puerpérale est la facilité avec laquelle le sang se coagule dans les vaisseaux. Virchow l'attribue à l'hypérinose; il en est de même de Benni (2). Pour d'autres auteurs, cette explication ne suffit plus. Il a fallu trouver une autre hypothèse. L'hypérinose était un phénomène pour ainsi dire physiologique ; on a voulu avoir un état pathologique mythique et J. Vogel (3) a décrit l'inopexie (ιν, ινος fibrine, et πηξις coagulation), disposition spéciale, de cause inconnue, qui fait que le sang, même sans hypérinose, se coagule facilement. C'est à cette influence assez nébuleuse que Braun (4) rattache directement la coagulation du sang chez les nouvelles accouchées.

Je ne voudrais pas, devant l'autorité de tels auteurs, juger peu raisonnable leur soif d'explications; mais il me semble que l'on peut trouver, au moins pour certains cas, une interprétation plus satisfaisante et moins conjecturale. Après la délivrance en effet, la perte de sang qui peut être considérée comme amenant le rétablissement de l'équilibre de la circulation troublée par les besoins du nouvel être, la perte, dis-je, dépasse souvent le but. Il se produit une hémorrhagie. Or, Andral a démontré que cette dernière a non seulement pour conséquence le ralentissement de la circulation mais l'appauvrissement de ses globules et de ses matériaux solides. Quant à la fibrine, on voit au contraire son chiffre s'élever relativement aux autres éléments. Beaucoup de cas de thrombose pulmonaire consécutive à l'accouchement, enregistrés dans la science, se sont montrés chez des sujets qui avaient eu des pertes de sang considérables.

Pour être complet sur ce point, je n'aurai garde d'omettre la *pyosepticohémie* qui, suivant Virchow, serait une cause de coagulation sanguine, en empoisonnant le sang par les substances purulentes et putrides qui y sont déversées dans certaines circonstances. Nous verrons, en traitant des phlébites variqueuses, qu'Hervieux n'est pas éloigné de considérer le poison puerpéral comme capable de déterminer la tendance inopexique.

---

(1) Thèse de Paris, 1867.
(2) Vogel in Virchow's Handbuch (t. I, p. 400, 1854) des speciellen Pathol. und Ther.
(3) Klinik der Geburtshülfe in Gynæck, von Chiaci Karl Braun, und Spæth, Erf., 1852.

BIBLIOGRAPHIE.

Ashwell, Traité des mal. des femmes, éd. française, p. 685. — Andral, Hématologie pathologique, 1843. — Beau, Traité expérim. et clinique d'auscult. Paris, 1865, p. 472. — Becquerel et Rodier, Gaz. méd. de Paris, 1844, et Nouv. rech. sur l'hématol. Gaz. méd. de Paris, 1852. — Benni Thèse de Paris, 1867. — Birnbaum, Des modif. du col de l'utérus et du vagin dans les derniers mois de la grossesse, Arch. für Gynäk., Bd III, Heft 3, 1872. — Blot, Thèse de Paris, 1849, et de la Glycosurie physiologique, Gaz. hebd. de méd. et de chir., 1856. — Braun, Klin. der Geburts in Ginäk. von Chiari Karl Braun und Spæth. Erl., 1852. — Chalot, De la cachexie séreuse chez les femmes enceintes. Th., Paris, 1858. — Cornillon, Des accidents des plaies pendant la grossesse et l'état puerp. Th., Paris, 1872, n° 211. — Costilhes, De l'état phys. du col de l'utérus pendant la gr. In Gaz. hebd., 1853-54, p. 82. — Cristoforis, Malattie des circulo e del respiro per l'azioni mecanica della gravidenza. Gaz. univ. de med., 1863, vol. CLXXXV, p. 49, et Gaz. méd., Paris, 1865, p. 701.— Deumann, Introd. to the pract. of midwifery, 7e ed., p. 144. — Ducrest, Quelques rech. sur une production osseuse trouvée dans le crâne des femmes en couches. Th., Paris, 1844. — Duncan, Sur le col de l'utérus pend. la grossesse. Edinb. med. Journ., 1863. — Jancourt-Barnes, Obst. Trans., vol. XVI, p. 263. — Fricke, Recherches sur la temp. du vagin, avant et pendant la menstruation et durant la grossesse. Journ. de Fricke et Oppenheim, 1838. — Fritsch, Contrib. aux obs. phys. et path. de l'app. circulatoire pendant la grossesse et les couches. Arch. f. Gynäk., Bd X, Heft 2. — Gassner, Monats. f. Geburtsk., t XIX, p. 9. — Guéniot, De l'infl. de la gross. sur les traumat. et récipr., Soc, de chir., 1876. — Hecker (de Munich), cité par Guéniot. Bull. de la Soc. de chir., 1874, p. 514. — Jaccoud, Th. de Paris, 1860. — Jacquemier, Recherches d'an., de phys. et de path. sur l'utérus hum. pendant la gestation. Paris, 1839. — Lauth, La cachexie séreuse des enc. et des accouch. Th., Str., 1852. — Lequette, Rap. entre la phys. et la path. de la femme pend. l'état puerp. Th., Paris, 1860. — L. Le Fort, Soc. de chir., séance du 3 juin 1876. — Larcher, De l'hypertr. normale du cœur pendant la grossesse, etc. In Arch. gén. de méd., 1859. — Lingrand, Des pertes de sang physiologiques dans les accouchements. Th., Paris, 1872, n° 291. — Litzmann, Du col utérin pendant la grossesse. Arch. Gynäk., Bd X, Heft 1. — Macdonald, The bearings of chronic diseases of the heart upon pregnancy, etc. Londres, 1878, 1 vol. — Mahomed, Medico-chir. Trans., 1874. London, vol. LVII, p. 223. — Montgomery (W. J.), On exposition of the signs and sympt. of pregn., The period of human gestation and the signs of delivery. — Raynard, Traité de la parturition des principales femelles domestiques. Lyon, 1850. — Regnauld, Des modif. de quelques fluides de l'écon. pend. la gest. Th., Paris, 1847. — G. Sée, Du sang et des anémies. Paris, 1867. — Spiegelberg, De cervicis uteri in graviditate mutationibus quoad diagn. estimatione. Regiomonti, 1865. — Stoltz, Nou-

veau Dict. de méd. et de chir. prat., t. XVII, p. 53. — Sutugin, Fälle von
Hyperemesis gravidarum. Petersb. med. Woch., III. — Tanner, On the
signs and diseases of pregnancy. London, 1860. — Tarnier et Chantreuil,
Traité de l'art des accouchements, p. 245 et 246. — Trousseau, Clin. méd.
Paris, 1868-69. — Vogel, In Virchow's Handb., t. I, p. 400, 1854, des speciellen Pathol. und Ther. — Wagner, Anat. norm. et path. de la portion vag.
de l'utérus. Arch. f. phys. Heilk., 1856.

SECTION II.

Des varices pendant la grossesse et l'accouchement.

Au nombre des états morbides développés par le fait de la grosssesse,
un des plus fréquents est, sans contredit, la dilatation des veines.

Elle peut occuper les vaisseaux à sang noir du vagin, de la vulve,
du col de la matrice, des ligaments larges, de la paroi abdominale et
par-dessus tout des extrémités inférieures.

Jusque-là, le phénomène est temporaire; né avec la conception, il
disparaît après la délivrance. Mais la lésion ne s'arrête pas toujours
là et, ordinairement après plusieurs gestations, apparaît, avec les caractères que nous indiquerons bientôt, la varice qui constitue une
dilatation avec altération des tissus vasculaires, et qui parfois persiste
après l'accouchement.

D'où, deux divisions bien tranchées ; la dilatation simple; la dilatation variqueuse.

Il pourra se faire que, dans le cours des descriptions qui vont suivre, le mot varice, usité indistinctement par les auteurs pour indiquer
ces deux états morbides des veines, soit aussi employé par nous indifféremment. Le lecteur saura suppléer à cette confusion apparente en
s'inspirant du sens que ce mot prendra suivant la matière traitée dans
la phrase où il prendra place. Nous aurons aussi recours au terme
phlébectasie (Alibert, Briquet), que nous considérons comme synonyme
de varice.

Je commencerai par l'étude des dilatations simples et variqueuses
des extrémités inférieures, à l'exclusion des autres varices dont l'histoire sera exposée dans des chapitres particuliers. Toutefois, comme
la phlébectasie des extrémités inférieures est considérée comme le type

de la maladie qui nous occupe, la description donnera naturellement lieu à des considérations générales applicables à la connaissance des varices siégeant en d'autres points.

TITRE PREMIER.

VARICES DES EXTRÉMITÉS INFÉRIEURES·

—

CHAPITRE PREMIER.

Je me propose de traiter successivement, abstraction faite des complications que les varices des extrémités inférieures peuvent présenter, leur anatomie pathologique, leur siège, leur symptomatologie, leur marche, leur fréquence, leur étiologie, leur pathogénie, leur pronostic et leur traitement. Puis, abordant l'étude des accidents dont elles peuvent être la cause, je m'occuperai de l'œdème, des ruptures, de l'érysipèle, de la coagulation du sang dans leur intérieur, et enfin des phlébites dont elles peuvent être frappées.

J'espère ainsi, en procédant avec méthode, donner une idée aussi complète que possible du sujet, au point de vue théorique et pratique.

ANATOMIE PATHOLOGIQUE.

Dilatation simple. — La veine simplement dilatée ne présente ni déformation, ni lésion de ses tuniques ; c'est cette forme qui répond aux varices cylindroïdes de Cruveilhier (1). Il les a aussi qualifiées de non circonscrites, parce que dans ces cas, on trouve tout un tronc vasculaire uniformément distendu. Si l'on ouvre le vaisseau, il peut encore revenir sur lui-même par affaissement des parois. L'extension imposée à ces parois fait que l'on trouve sur le cadavre, à la face interne des veines affectées, un grand nombre de plis longitudinaux parallèles à l'axe du vaisseau. C'est à cette variété que, suivant l'étymologie, s'appliquerait plus convenablement le nom de phlébectasie.

Chez la femme grosse, il arrive que le mal n'aille pas plus loin, et

_____

(1) Traité d'anat. patholog. gén,, t. II, p.

il peut arriver que la cause cessant, la veine reprendra son volume primitif, parce que les parois vasculaires ne se sont modifiées que par rapport à leurs dimensions. C'est sur cette raison que se fondent Cornil et Ranvier (1) pour distinguer cet état morbide des varices, lésions qu'ils ne considèrent pas comme absolument synonymes des phlébectasies.

Malgré cette distinction que du reste ,Puchelt (2) avait déjà proposée, nous avons, dans le cours de ce travail, suivi les errements de nos devanciers sur les travaux desquels nous nous appuyons; parce que vouloir opérer dès maintenant une rénovation dans les définitions amènerait une véritable perturbation dans l'exposition des faits dont nous avons à tirer parti.

Dilatation variqueuse. — La dilatation variqueuse proprement dite se subdivise en deux variétés :

1° Dilatation uniforme avec épaississement ;

2° Dilatation inégale avec épaississement et amincissement.

1° Dans la dilatation uniforme avec épaississement, les veines se sont également dilatées comme dans le cas précédent, mais leurs parois sont hypertrophiées, de sorte que si on les incise, leur calibre reste béant, ce qui donne au vaisseau l'apparence d'une artère; on dit alors que la veine est artérialisée. Cette hyperplasie des parois se fait aux dépens des tuniques externes et surtout moyennes qui ont perdu une partie de leur tonicité et leur élasticité; tantôt ces varices restent rectilignes; tantôt, au contraire, elles sont caractérisées par une disposition flexueuse en zig-zag, à la manière des circonvolutions plus ou moins rapprochées d'un serpent ou de l'intestin grêle. Elles sont alors augmentées aussi bien en longueur qu'en largeur (Briquet).

Ces varices serpentines (rameuses, cirsoïdes de Virchow), ainsi que les appelle Cruveilhier sont isolées ou groupées. Ce dernier auteur cite un cas de varices serpentines isolées fort remarquable.

Sur la jambe droite d'une femme, mère de sept enfants, dont les veines saphènes interne et externe étaient remplacées par une varice serpentine du volume d'une plume ordinaire, qui partait de la mal·léole externe, se dirigeant de bas en haut le long de la jambe en augmentant de plus en plus de volume, croisait la rotule au-devant

---

(1) Cornil et Ranvier. Manuel d'histolgie patholog., p. 575.

(2) Puchelt. Das Venensystém in seinem krankhaften Verhæltnissen, p. à74.

Cazin.   2

de laquelle elle était placée, continuait son trajet curviligne de dehors en dedans, et venait s'aboucher dans la veine fémorale un peu au-dessus de la partie moyenne de la cuisse. Immédiatement avant cet abouchement, elle présentait une dilatation ampullaire qui avait le volume d'une petite noix, dilatation ampullaire que la malade disait avoir acquis le volume d'un œuf pendant la dernière grossesse. Les flexuosités, dans ce cas, comme d'ailleurs dans le plus grand nombre des varices serpentines, étaient telles que les deux moitiés de chaque flexuosité se touchaient dans toute leur longueur.

Lorsqu'elles sont groupées, elles forment des masses entrelacées hideusement, comme le dit M. A. Severin qui les a comparées à une tête de Méduse. C'est à l'ensemble de ces circonvolutions accolées que l'on donne le plus souvent la dénomination de tumeurs variqueuses.

Les parois des veines serpentines groupées, lorsque la dilatation est peu considérable, présentent une épaisseur plus marquée qu'à l'état normal; quelquefois, quand les varices ont acquis un très grand volume, elles sont amincies par place et rentrent alors dans l'espèce suivante. Disons de suite que ces divisions ne peuvent avoir rien d'absolu et qu'on est forcé de les adopter pour la facilité de l'exposition. Telle femme en effet présente souvent, l'une à côté de l'autre, une ou plusieurs des variétés réunies.

2° Lors de dilatation inégale avec épaississement et amincissement, on rencontre une partie des parois moins épaisse que d'autres. Dans les varices serpentines groupées, les parois vasculaires sont toujours de la concavité.

Dans ces circonstances, quoique plus ténues, les parois ne cèdent plus minces du côté de la convexité du repli de la flexuosité que du côté pas, parce qu'elles trouvent un support dans la paroi plus épaisse de la varice qui lui est accolée.

Mais dans le type de dilatation inégale avec épaississement et amincissement, l'hypertrophie des fibres de la tunique moyenne ne se montrant pas sur tous les points du conduit, on observe des renflements qui sont circonférentiels, lorsque toute la circonférence du vaisseau est intéressée, ou latéraux ampullaires (Cruveilhier) lorsqu'elles n'occupent qu'un des points de cette circonférence; le point faible cède à la pression de la colonne sanguine pour former de véritables petits anévrysmes veineux, disposition qui a fait donner aux varices, par Plouquet, le nom de phleberysma. Elles arrivent ainsi par excès de distension à former un véritable sac à orifice ou collet plus ou moins rétréci, diverticulum de l'arbre circulatoire dans lequel, on le comprend, le mouvement du sang est notablement ralenti. Il peut se faire que l'orifice venant à se boucher, la quantité de liquide sanguin contenu dans ce cul-de-sac se trouve ainsi séparée du reste de la circulation.

La dilatation finit quelquefois par atteindre un tel degré qu'il y a rupture de la tunique moyenne et que le sang n'est plus maintenu dans sa course que par la tunique externe. Enfin, il arrive que l'ampoule variqueuse est subdivisée en plusieurs cellules plus petites, cloisonnées par des brides ; c'est la varice à compartiments ou multiloculaire.

Les varices ampullaires sont presque toujours multiples pendant la grossesse. Cruveilhier a trouvé, sur une certaine longueur des veines sous-cutanées, des varices ampullaires séparées par des traînées de veines saines, le tout représentant assez exactement l'apparence d'un chapelet.

Il n'est pas rare de rencontrer une varice unique à l'embouchure de la veine saphène interne dans la veine crurale.

La disposition des tuniques dilatées dans la varice ampullaire rend compte de ce fait, que c'est généralement dans cette variété que l'on note la rupture et l'hémorrhagie qui en est la suite.

Après nous être étendu sur l'anatomie pathologique, que je pourrais appeler descriptive, des varices chez la femme (lesquelles du reste ne diffèrent pas de celles de l'homme), nous allons esquisser l'anatomie pathologique proprement dite, où nous passerons en revue :

A. L'état des parois veineuses ;

B. L'état du sang contenu dans les vaisseaux variqueux ;

C. L'état des parties qui avoisinent les vaisseaux malades.

Cette étude portera seulement sur les dilatations variqueuses, les altérations observées dans les dilatations simples, du reste très peu marquées, ayant été décrites plus haut.

A. *Etat des parois veineuses.*

1o Membrane interne. En général cette tunique n'est pas sensiblement hypertrophiée ; quelquefois elle est injectée, rouge, un peu tomenteuse ; il est assez fréquent d'y observer un ramollissement et une friabilité remarquables. Lorsqu'elle participe à l'épaississement des deux autres tuniques et que cet épaississement est partiel et limité on constate qu'elle offre en ce point un aspect dépoli, rugueux, inégal.

On conçoit qu'avec des changements comme ceux que nous avons mentionnés dans le calibre et la forme de la veine, les valvules doivent offrir des altérations marquées ; elles s'épaississent en même temps que [la tunique interne dont elles sont une dépendance ; elles peuvent se déformer, être aplaties contre la paroi, changer de direction, se renverser, devenir insuffisantes, se déchirer en totalité ou en partie, n'étant plus représentées alors que par des brides saillantes ou par des franges flottantes ; elles peuvent être criblées de petites perforations ou offrir des nodules, des végétations au niveau de leurs points d'implantation ; mais cette dernière lésion ne s'observe que lorsqu'il y a eu thrombose.

2° Membrane moyenne. C'est elle qui est plus particulièrement le siège de l'épaississement. Il consiste surtout dans la formation de tissu fibreux (1) dans sa partie interne, accompagnée de l'hypertrophie des faisceaux musculaires séparés les uns des autres par le tissu fibreux dont nous venons de parler.

« Au-dessous de cette couche, qui est bien limitée, il existe un réseau élastique dont les mailles sont comblées par de larges faisceaux de tissu conjonctif dont la direction générale est longitudiuale. Ce sont ceux qui déterminent les saillies longitudinales visibles à l'œil nu sur la surface interne de la veine Ces faisceaux sont recouverts de grandes cellules de tissu conjonctif.

« A cette couche interne de la tunique moyenne, dont l'épaisseur est toujours considérable, succèdent des faisceaux de fibres musculaires qui sur des coupes transversales apparaissent comme des îlots formés par une série de cercles clairs, présentant à leur centre la section d'un noyau cylindrique. Les faisceaux musculaires les plus volumineux sont elliptiques. Ces faisceaux dans la partie externe de la tunique moyenne ont presque tous une direction transversale et ils s'entrecroisent avec des faisceaux longitudinaux.

« Ces faisceaux sont habituellement séparés les uns des autres par du tissu conjonctif, de telle sorte qu'il y a continuité du tissu conjonctif depuis la tunique interne jusqu'à l'extrémité. Il en résulte que les éléments musculaires peuvent se déplacer facilement les uns sur les autres et que les liquides peuvent pénétrer dans les vaisseaux ou en

(1) Cornil et Ranvier. Manuel d'histologie pathol., p. 576.

sortir, ce qui nous explique la fréquence des œdèmes et des inflammations chroniques dans ce cas.

« L'épaisseur de la tunique moyenne ainsi modifiée est de deux à
dix fois plus considérable qu'à l'état normal. »

L'hyperplasie des fibres musculaires est-elle le résultat de l'inflammation chronique dont la veine est frappée, suivant Cornil et Ranvier,
ou bien est-elle l'indice de la lutte que le vaisseau a engagée contre la
pression excentrique, résultat de la tension sanguine ? (Voyez modifications organiques et constitutionnelles liées à l'état de grossesse, et
pathogénie.) Nous n'essaierons pas de résoudre cette question dont la
solution nous entraînerait à des discussions en dehors de notre sujet.

« Les veines variqueuses sont souvent, en certain point de leur trajet, dilatées en forme de fuseau ou de sphère ; leurfparoi est alors très
amincie et les préparations qui en comprennent les différentes couches
montrent un processus analogue à celui des dilatations anévrysmales
des artères. La tunique musculaire a en effet disparu par places
ou complètement ; il n'en reste plus que des îlots, et les deux tuniques
interne et externe confondues constituent à elles seules la paroi de la
tumeur.

« Les parois des dilatations peuvent s'amincir au point de se rompre
et donner lieu à des hémorrhagies (1). »

3° Tunique externe. Celle-ci participe à l'hypertrophie, mais à un
moindre degré que la précédente. De cette augmentation résulte ce
fait que, même dans les points où la tunique moyenne fait défaut par
suite de sa rupture, la paroi de la veine est encore souvent plus épaisse
qu'à l'état normal.

Les vasa vasorum eux-mêmes prennent part à l'ectasie vasculaire.

« Ceux-ci sont très flexueux, dilatés, sinueux, et leurs parois sont
épaissies. Dans d'autres cas où la dilatation est encore plus prononcée,
on observe des vaisseaux d'un diamètre considérable au sein de la tunique moyenne et souvent même dans sa partie la plus interne. Enfin,
ces dilatations flexueuses des vasa vasorum, ajoutées à la dilatation
du vaisseau principal, arrivent à former des tuméfactions caverneuses
très compliquées (2). »

_____

(1) Cornil et Ranvier. Man. d'histologie pathol., p. 577.
(2) Cornil et Ranvier. Histologie patholog., p. 577.

B. — *Etat du sang*.

Au début du mal alors que, dans la première grossesse, il n'y a que dilatation simple, le sang est ordinairement fluide.

Mais après plusieurs dilatations successives correspondant à des gestations répétées, ou bien lorsque cette répétition de la cause ou une prédisposition individuelle a amené un état variqueux chronique, il n'est pas rare d'observer des coagulations soit pariétales, soit centrales; nous renverrons pour ce sujet à l'article Coagulation du sang dans les varices.

C. — *Etat des parties voisines*.

Lorsque les veines sont dilatées à un degré peu marqué, quand la maladie est récente, il y a peu de phénomènes à noter de ce côté. L'œdème seul peut survenir par suite d'un obstacle à la circulation; mais quand les varices proprement dites sont établies, quand surtout il y a eu phlébite, le tissu cellulaire ambiant finit par s'altérer, s'indurer, devenir coriace, opaque; il s'infiltre de lymphe plastique et concrète qui lui donne un aspect lardacé; en même temps, il est plus vasculaire qu'à l'état ordinaire et il adhère si intimement à la paroi de la veine que l'on est parfois obligé de la sculpter pour l'en détacher sur le cadavre. Cet épaississement du tissu cellulaire, au voisinage d'un os, donne la sensation de l'usure du tissu osseux, comme si la varice s'était creusée un canal à sa surface.

Le tissu connectif induré présente au microscope (Cornil et Ranvier) les altérations histologiques du phlegmon chronique et de l'éléphantiasis. Il est infiltré de globules blancs.

La peau, dans les mêmes circonstances, tantôt reste saine, et cela arrrive quand les varices sont peu développées ou récentes, tantôt devient le siège d'une inflammation chronique, latente, qui amène son épaississement, son induration. Les veinules se distendent et les téguments se marbrent d'arborisations bleu foncé, très déliées, nommées varicosités, rappelant les varices capillaires dermiques de la face, qu'on rencontre chez les vieillards.

On les voit de préférence au niveau des malléoles à la jambe, plus rarement à la cuisse, quelquefois aux parties externes des organes génitaux. Il arrive qu'on en constate la présence chez la femme grosse même quand il n'y a pas de dilatations variqueuses. Peut-être sont-elles l'indice de l'existence de varices profondes.

Les varices, chez la femme grosse, ont leur siège de prédilection à la saphène interne. L'externe, souvent envahie secondairement, est quelquefois cependant prise dès le début à l'exclusion de la précédente, mais le fait est rare.

Sur la saphène interne, les dilatations variqueuses s'observent généralement depuis la malléole jusqu'au genou, vers l'attache du couturier ; ensuite viendront comme fréquence la portion fémorale, puis en dernier lieu les branches d'origine.

La circulation veineuse du pied subit également des modifications ; mais là, la nature des tissus au niveau du talon fait que les varices n'atteignent jamais le volume de celles de la jambe. C'est spécialement au pied qu'on observe ces dilatations de veinules bleues que l'on a appelées varicosités, qui forment des arborisations délicates et donnent à la partie l'apparence marbrée, souvent sur une grande étendue.

La dilatation variqueuse s'observe d'abord, la plupart du temps, sur les points de division des veines et au niveau des renflements normaux qui dominent les valvules, parce que c'est sur ces points que le sang s'accumule au début et exerce une pression excentrique plus forte.

Il arrive parfois que les veines de la cuisse sont seules frappées ; nous avons déjà signalé, qu'on rencontre à l'embouchure de la saphène interne dans la fémorale, un élargissement sacciforme qui tantôt coïncide avec d'autres dilatations variqueuses, tantôt constitue une lésion unique.

Ce sont ordinairement les branches principales de la veine qui sont dilatées au niveau de la face interne de la jambe, du genou ou de la cuisse. Mais des varices très volumineuses des veinules sous-cutanées sans nom peuvent en imposer pour les dilatations des gros troncs. Ces petits vaisseaux, sous l'influence de la grossesse et de la pression intra-veineuse, s'élargissent au point de simuler une des saphènes. C'est ainsi, que dans ses leçons, le professeur Brocca a fait remarquer que l'on a souvent pris des varices de la face interne de la jambe pour une dilatation de la saphène interne, dont on se figurait suivre exactement le trajet devenu sinueux, et à l'autopsie la veine principale était trouvée saine, les varices siégeant sur des vaisseaux sans importance anatomique à l'état normal.

Pour ce qui a trait aux varices profondes, « la dilatation n'atteint que bien rarement les veines plantaires, la poplitée, la fémorale, presque jamais les tibiales antérieures ; rien n'est plus commun, en revanche, que d'observer la dilatation isolée des tibiales postérieures, et surtout des premières, dans l'espace qui sépare le quart supérieur du quart inférieur de la jambe, c'est-à-dire dans l'étendue de 20 à 25 centimètres (1). »

Cette question des varices profondes a été bien étudiée par A. Verneuil (2) chez l'homme.

Presque rien n'a été fait jusqu'à présent dans cette voie, en égard aux varices pendant la gestation. Après les trois mémoires de l'auteur que je viens de citer, on aurait pu faire porter les investigations sur les varices profondes comme cause d'œdème, et peut-être de phlegmatia *alba dolens*. C'est là un sujet qui réclame des recherches nécroscopiques attentives.

Dans une observation que nous aurons l'occasion de citer autre-part (3), il est relaté à l'autopsie que des varices musculaires dans l'épaisseur du mollet droit sont plus prononcées que celle des saphènes interne et externe. La poplitée est dure, remplie de caillots fibrineux : la tunique interne est d'un rouge vineux, etc., ce qui prouve que les veines profondes ont été malades (4).

Les veines inter-musculaires, les intra-musculaires sont souvent envahies sans qu'aucune des sous-cutanées soit malade, ce que Briquet avait déjà parfaitement indiqué ; mais Verneuil nous l'avons déjà vu, est le premier qui ait établi ce fait, sur des faits anatomiques nombreux et nettement démonstratifs. Voici une observation empruntée

---

(1) A. Verneuil. Du siège réel et primitif des varices des membres inf. Gaz. méd., 1855, p. 424.

(2) Du siège réel et primitif des varices des membres inf. Gaz. méd.,-1855, p. 524. Des varices et de leur traitement (Rev. de thér. médico-chir., 1854 et 1855. — Note sur les varices prof. de la jambe cons. au point de vue clinique ; symptomat., diagnostic et trait. de cette lésion. Gaz. hebd., 1861, p. 428.

(3) Varices du membre inf. droit, phlébite et thrombose de la poplitée et de la fémorale, obs. recueillie par Seuvre, in Bulletin de la Société anatomique, 1878. S. du 4 août.

(3) Budin, dans sa thèse d'agrégation (des varices chez la femme enceinte), rapporte une intéressante observation où tous les symptômes attribués par Verneuil aux varices profondes ont été rencontrées ; nous y reviendrons à propos de la symptomatologie.

à l'un de ces mémoires et qui peut se rapporter au sujet que nous traitons. Sur un sujet de cinquante ans environ, du sexe féminin, ayant eu plusieurs enfants, on remarquait à la cuisse gauche un vaisseau flexueux d'un assez grand volume, parti de la région antérieure, supérieure et externe de la jambe, et se jetant dans la veine saphène à la partie moyenne de la cuisse. Le reste des vaisseaux superficiels était parfaitement sain. Le membre droit ne présentait pas la moindre trace de varices. Les veines furent injectées des deux côtés: A gauche, le vaisseau sous-cutanée variqueux communiquait avec les veines profondes par sept ou huit branches perforautes qui traversaient les fibres charnues du muscle tibial antérieur et extenseur commun des orteils ; les veines saphènes et les vaisseaux sous-cutanes de la jambe étaient intacts ou à peu près, mais les veines intra-musculaires des jumeaux et des soléaires étaient entièrement dilatées : chaque coup de scalpel mettait à nu dans l'épaisseur des masses charnues, des vaisseaux de 6 à 8 millimètres de diamètre et plus. Du côté droit, rien ou presque rien dans les vaisseaux sous-cutanés, ni à la jambe ni à la cuisse, mais les veines intra-musculaires d'un des jumeaux et du soléaire étaient à peu de chose près aussi nombreuses que celles du côté opposé.

SYMPTOMATOLOGIE.

Au point de vue clinique, il est parfois difficile de saisir une ligne de démarcation entre la dilatation simple et la dilatation variqueuse, surtout quand on a affaire à la variété serpentine.

La dilatation simple, premier stade de l'affection phlébectasique, est caractérisée par une augmentation de volume non circonscrite, occupant tout le calibre de la veine et lui faisant faire saillie sous les téguments ; réductible, elle disparaît sous la plus légère pression et reparaît aussitôt que cesse cette dernière.

Les dilatations veineuses n'intéressent qu'une veine ou forment des plexus plus ou moins riches dont la disposition varie suivant les régions. A la jambe, c'est un réseau à larges mailles losangiques occupant de préférence la face interne du tibia. En bas de la cuisse, surtout en dedans, le même arrangement subsiste généralement ; plus haut les veines s'abouchent à angle plus aigu et sont moins rapprochées les unes des autres.

La peau qui recouvre les varices est très rarement altérée, sa coloration change peu; elle laisse quelquefois apercevoir par transparence la traînée violette du vaisseau élargi; elle glisse sur celle-ci, et le pincement peut les séparer l'un de l'autre. Il n'existe ni gêne ni douleur, tout au plus un peu de pesanteur et de sensation de plénitude le soir. Jusque-là l'excès de la tension vasculaire n'avait fait que dilater la veine; un pas de plus, il la force.

Nous avons décrit en détail, à propos de l'anatomie pathologique, les différentes transformations appréciables à nos sens qui sont le résultat des dilatations variqueuses. Nous aurons donc peu de chose à y ajouter.

Les varices proprement dites se présentent sous l'aspect de nodosités inégales, noueuses, molles, ordinairement indolentes, compressibles, non pulsatiles et d'une couleur souvent bleuâtre, livide; plusieurs varices accolées forment une accumulation de vaisseaux que l'on a dénommée tumeur variqueuse.

A ce degré, les phlébectasies des extrémités inférieures ne sont plus tout à fait indolentes; il y a une sensation de poids, des fourmillements, des picotements; la malade accuse fréquemment sur le trajet de la veine malade une douleur sourde, sujette à des exacerbations, surtout vers le soir ou après une marche ou la station debout un peu prolongée.

Du reste, la position verticale augmente le volume des varices tandis que le repos et la situation horizontale les font disparaître en partie et diminuent ou font dissiper les symptômes pénibles relevés plus haut.

J'ai observé chez deux sujets, au moment qui correspondait à l'époque cataminale supprimée, une tension plus marquée avec douleurs sourdes et crampes légères dans l'extrémité malade; chez l'une de ces femmes ces phénomènes n'ont pas dépassé le troisième mois; chez l'autre, qui portait des varices depuis l'âge de puberté, ils ont duré jusqu'au septième.

Les téguments sont le siège de démangeaisons vives augmentées par la chaleur; à cause des grattages souvent excessifs qu'elles suscitent, elles sont souvent le point de départ d'excoriations qui conduisent à l'ulcère variqueux. On a noté aussi un peu d'hypersécrétion sudorale; dans un cas rapporté par P. Richard, les poils du côté du membre affecté s'étaient considérablement accrus, comme cela arrive dans les phlébartéries.

Quelquefois la peau est ratatinée, chagrinée; habituellement plus épaisse, elle glisse moins facilement sur les parties qu'elle recouvre; elle est souvent tout à fait adhérente aux dilatations et aux tumeurs variqueuses.

A une période plus avancée encore, les téguments s'altèrent davantage. De plus, indépendamment de la couleur bleuâtre due aux varices et aux veines transparentes, elle devient violacée, livide, froide; il s'y produit de petites hémorrhagies interstitielles, rappelant assez le purpura, présentant la forme de mouchetures irrégulières. Enfin il n'est pas rare de constater du côté de la peau des taches brunes plus ou moins étendues et nombreuses, tantôt disposées par plaques, tantôt par pointillé, causées par un excès de pigment déposé dans la couche de Malpighi.

La jambe en totalité, surtout chez les multipares varicifères, est déformée; elle acquiert, même en dehors de l'œdème, un volume presque égal partout; elle devient froide; j'ai pu m'assurer par des recherches comparatives qu'elle présentait un abaissement de température qui varie de 1/2 à 1/3 de degré. Mais il faut ne pas oublier qu'aussitôt la moindre complication inflammatoire, le thermomètre monte alors rapidement de 1 degré au minimum.

Pendant l'accouchement, les varices du membre inférieur sont peu impressionnées. Cependant on les voit quelquefois se gonfler, devenir turgescentes pendant l'effort qui accompagne les douleurs expultrices; mais je n'ai trouvé dans aucun recueil d'exemple d'accidents consécutifs à ce grand acte physiologique.

J. Perrochaud, médecin en chef de l'hôpital Nathaniel de Rothschild, à Berck-sur-Mer, m'a communiqué verbalement un fait intéressant dont il a été témoin :

Observation.

Mᵐᵉ C... a des varices de puis sa troisième grossesse. Dans leur intervalle, elles disparaissent en grande partie, mais se dessinent d'une manière très évidente au moment des règles. Enceinte pour la troisième fois, elle accouche à terme le 10 juin 1861; les deux membres pelviens sont sillonnés de dilatations et de tumeurs variqueuses, telles qu'elles frappent l'attention de mon distingué confrère pendant qu'il examine sa malade. la délivrance s'accomplit sans encombre. Mais une heure après l'expulsion du placenta, il se produit une perte interne effroyable. En découvrant la malade pour lui porter secours, il s'aperçoit, à son grand étonnement, que toutes les varices s'étaient affaissées.

Cette déplétion consécutive à une hémorrhagie n'a rien qui doive étonner, surtout si on se reporte aux notions d'hématologie que nous avons exposées précédemment. Nous étudierons plus loin, à propos des phlébites puerpérales, le rôle des varices pendant le temps des couches (1).

Les varices apparaissent généralement chez les primipares du quatrième au cinquième mois; une des saphènes se dilate progressivement, et à la fin de cette même grossesse elle peut devenir variqueuse; à une deuxième gestation, la distension et les altérations sont plus accusées et constituent dès le début une varice proprement dite.

Le développement des phlébectasies se faisant plus facilement par le fait de la succession des grossesses, elles se déclarent plus tôt chez les multipares. Dès le deuxième ou le troisième mois elles se montrent et deviennent même quelquefois pour les femmes un signe révélateur de l'imprégnation. Chaussier a cité à Briquet (2) le cas suivant : Une cuisinière devenait grosse de temps en temps; elle était avertie de sa grossesse par l'apparition vers le deuxième mois de varices aux jam-

(1) Le tableau que nous venons de tracer se rapporte aux varices superficielles. Les varices profondes sont, nous l'avons déjà dit, moins connues chez les femmes enceintes; aussi avons-nous lu avec un vif intérêt une observation consignée dans la thèse de Budin (Des varices chez la femme enceinte) dont nous conseillons la lecture : une augmentation de volume du membre inférieur gauche ne pouvant être rattachée à l'œdème, la pression de quelques varices capillaires dermiques étoilées sur le mollet et la face interne du pied, une sensation de tension et de résistance perçue par le chirurgien, des douleurs exaspérées par la position ont permis à Budin de porter le diagnostic de veines profondes, opinion du reste partagée par le professeur Verneuil, qui vit la malade. Le soulagement apporté par l'application du bas élastique lui semble une preuve de plus à ajouter à l'ensemble des symptômes. L'étude attentive de nouveaux faits pourra sans doute conduire au même diagnostic. Chez certaines femmes qui, pendant la grossesse, éprouvent dans les membres inférieurs des douleurs, une tuméfaction, etc., M. Verneuil se demande si on ne pourrait pas expliquer par des modifications de la circulation des veines profondes, l'apparition des crampes du mollet, si fréquentes pendant la grossesse. (Communication orale. — Budin, Thèse citée, p. 39.)

(2) Etude sur la phlébectasie, Arch. gén. de méd., 3ᵉ année, t. VII, janvier 1825.

bes.... Joulin, dans son Traité d'accouchements, raconte l'histoire d'une femme chez laquelle la présence de dilatations veineuses a été pour lui un élément sérieux de diagnostic au troisième mois, quand la cessa-tion des règles était encore le seul symptôme sur lequel il pouvait baser son opinion (1). Ces exemples ne sont pas absolument rares. Une des observations de la thèse de Lesguillons, prise dans le service d'Hérard, signale que la malade s'aperçut de sa grossesse par des dé-mangeaisons cutanées liées à l'existence de varices, et cela avant le deuxième mois. J'ai par devers moi quatre cas semblables.

Il ne faut pourtant pas s'exagérer l'importance de ce signe, surtout chez les femmes ayant dépassé la quarantaine; à deux reprises j'ai annoncé à tort la possibilité d'une grossesse, me basant sur la sup-pression des menstrues et la présence récente de varices; je me trou-vais en face de phlébectasies de l'âge critique, analogues à celles qui sont supplémentaires des règles.

Toutefois, il est à remarquer que c'est seulement pendant la gesta-tion que l'on voit, en peu de mois, l'une ou même les deux extrémités inférieures couvertes de varices dilatées ou même de paquets vari-queux.

Chez les sujets primipares qui ont eu des varices dès l'âge de la pu-berté, et surtout chez celles qui ont présenté de ces fluxions périodi-ques contemporaines ou supplémentaires des règles dont nous venons de parler et dont l'histoire a été bien étudiée par Girod (de Lyon), Bordeu et Briquet, l'établissement de la grossesse est accompagné d'une augmentation très marquée des varices qui les assimile alors à des multipares. L'observation suivante qui m'est personnelle est on ne peut plus probante.

OBSERVATION. — Mme L..., âgée de 30 ans, réglée à 14 ans, a vu les varices se développer vers l'âge de 16 ans, peut-être à cause de sa profes-sion (elle était demoiselle de magasin). A chaque période cataméniale, les veines des deux jambes se gonflaient considérablement. Huit jours après la cessation des menstrues, la dilatation de ces vaisseaux disparaissait pres-que entièrement. Mariée à 29 ans, en 1877, elle devint de suite enceinte, et dès la suppression de la première époque, la phlébectasie prit des propor-tions énormes. La grossesse et l'accouchement se firent sans encombre. Il

(1) La thèse de Budin reproduit une observation prise dans le service du Dr Tarnier où la turgescence variqueuse s'est montrée au bout d'un retard des règles de trois semaines seulement.

n'y avait pas de varices aux parties génitales. Dès quinze jours après la parturition, les jambes avaient repris leur aspect habituel, sauf au creux du jarret où il reste un paquet variqueux. Au moment du retour des couches qui se fit attendre deux mois, les saphènes redevinrent fortement variqueuses; le même phénomène se reproduit à chaque approche des règles et pendant leur cours.

Dans une grossesse, une extrémité seule peut être envahie; la femme est-elle enceinte une seconde fois, le second membre ou les lèvres de la vulve se prennent. Il est assez rare que les deux côtés soient frappés dès la première gestation ou au moins à un degré égal.

Les varices n'apparaissent souvent qu'au bout de deux ou trois grossesses. Pourquoi ce retard? Doit-on en accuser la profession ou bien l'action graduelle des gestations antérieures qui auraient préparé le terrain sans avoir été capables de déterminer jusque-là une dilatation appréciable? Faut-il faire intervenir, dans ces circonstances, l'âge (comme le pensait Delpech) ou le volume excessif du fœtus?

Voilà autant de questions auxquelles il m'a été impossible de répondre. J'ai posé le problème à résoudre. D'autres plus heureux que moi pourront peut-être y trouver une solution (1).

La durée des varices est subordonnée, dans la généralité des cas, à celle de la grossesse; les ectasies veineuses naissent avec elles et lui sont intimement liées. Lorsqu'elles sont simples, elles disparaissent quand l'accouchement a eu lieu. J.-P. Franck a écrit : « A partu absoluto hæ varices disparent (2). » Ce n'est pas seulement le repos forcé qu'observent les accouchées qui amène ce résultat. Les femmes du peuple qui ne se soignent guère et se lèvent au troisième jour en sont débarrassées ni plus ni moins que les grandes dames qui gardent le lit ou la chaise longue pendant plusieurs semaines (3).

(1) Comment, en outre, expliquer ce fait bizarre, signalé par Budin : « Des femmes qui avaient eu des varices dans le cours d'une première grossesse ne les ont pas vues reparaître dans les grossesses subséquentes. »
(2) Epitome de curandis hominum morbis, lib. V, p. 11.
(3) « Chez quelques femmes cependant elles diminuent deux ou trois semaines ou même six semaines avant la parturition, tant que le fœtus continue à se développer. Il serait intéressant de savoir si l'enfant venant à succomber chez une femme ayant des varices des membres inférieurs, ces dernières diminueraient après la mort du fœtus, son expulsion ne se faisant que plusieurs jours ou plusieurs semaines plus tard; nous ne possédons pas d'observations qui nous permettent de résoudre cette question » (Budin, thèse d'agrégation, p. 24.)

Dans des circonstances extrêmement rares, une phlébite de forme adhésive survenue pendant la grossesse amène d'une façon inespérée la guérison des varices avant la fin de la gestation. Blot a communiqué à la Société de chirurgie deux cas de cette nature que nous retrouverons quand nous traiterons des phlébites variqueuses.

Il arrive assez souvent, malheureusement, que les varices se prolongent au delà de la grossesse, tantôt lorsqu'elles siègent sur des femmes obligées par leur profession de se tenir longtemps debout, de se livrer à de rudes travaux, tantôt lorsque des grossesses trop fréquemment répétées viennent, en multipliant sur les tuniques vasculaires l'action des causes de dilatation jusqu'alors temporaire, déterminer dans ces parois un état désormais permanent; « *Brevi spatio annorum graviditas has denuò venas in tumorem attollit* » (J.-P. Franck.)

Les lésions que nous avons décrites comme propres aux varices confirmées rendent compte de leur durée au delà de l'accouchement ; peut-être pourrait-on aussi invoquer le rôle de cette prédisposition que les Allemands ont dénommée *veinosité* et d'autres *diathèse variqueuse* et lui attribuer une influence dans la persistance des varices après la délivrance.

Quoi qu'il en soit, elles deviennent de plus en plus volumineuses et s'étendent davantage avec chaque grossesse.

FRÉQUENCE.

Les varices sont fréquentes pendant la grossesse et c'est aux extrémités inférieures qu'on les rencontre dans la presque totalité des cas. Sur 1,000 femmes admises à l'hôpital des Cliniques, de 1867 à 1869, 47 étaient atteintes de cette affection sans notation de siège. D'après cette statistique, que j'emprunte à l'excellente thèse de Lesguillons (1), cela établirait une proportion de : une varicifère sur vingt enceintes.

Sur un total de 1,659 accouchements, j'ai relevé dans ma propre pratique 78 cas de dilatations veineuses, ce qui établit une proportion un peu plus forte (2).

---

(1) Des varices qui se développent pendant la grossesse, th. Paris, 1869, n° 152, p. 54 et suiv.

(2) Budin croit que les varices sont bien plus fréquentes encore, spécialement dans la classe ouvrière. Sa thèse contient un tableau très complet d'où il ressort qu'on les rencontre dans 1/3 des cas.

Des 47 femmes citées par Lesguillons, 43 présentaient des varices du membre inférieur; sur ces dernières, 7 en portaient en même temps aux parties génitales; 4 seulement en offraient uniquement aux parties génitales.

Le membre droit n'est pas plus souvent affecté que le membre gauche; le rapport que l'on avait voulu établir entre la fréquence des varices du côté droit et l'obliquité du corps de l'utérus me paraît dénué de fondement. Du reste Briquet professe la même opinion et ne pense pas que l'une des deux veines iliaques soit plus comprimée que l'autre, si tant est que l'on admette cette compression comme cause des phlébectasies.

Ce serait une erreur de croire que les primipares en sont moins fréquemment atteintes que les multipares; elles le sont à un moindre degré, ce qui explique le peu d'attention qu'on porte à la dilatation; bien plus, la statistique de Lesguillons et la mienne prouvent que les proportions sont à peu près égales (1).

Quant à la fréquence comparée des varices, nous croyons devoir classer ainsi qu'il suit les parties qui en sont le siège : 1º veines des membres inférieurs; 2º de l'anus et du rectum; 3º du vagin et de la vulve; 4º des ligaments larges et de l'ovaire; 5º du tronc; 6º du col de l'utérus; 7º du col de la vessie.

Il reste à se demander si la grossesse constitue une cause de varices au désavantage des femmes, c'est-à-dire si ces dernières en sont, en somme, plus souvent affectées que les hommes. La question n'est pas résolue. J. Franck (2), Storch (3), Charles Bell (4) pensent que la phlébectasie est plus fréquente dans le sexe féminin, tandis que beaucoup d'auteurs modernes croient que dans le sexe masculin, en raison des métiers pénibles qu'il accomplit, on la rencontre de préférence. Rokitanski (5) la considère comme également répartie dans les deux sexes. L'influence de la gravidité compenserait celle des professions.

---

(1) Budin ne partage pas cette opinion; pour lui, elles se rencontrent 22,5 pour 100 chez les primipares et 44,5 pour 100 chez les multipares.

(2) Traité de pathologie interne.

(3) Krankeiten der Weiber, 3 Bd., p. 103.

(4) Syst. of oper. Surgery, vol. II, p. 91.

(5) Pathol. anat., Syd. Society, vol. IV, p. 307.

ÉTIOLOGIE.

Rechercher et découvrir la cause des varices pendant la grossesse est une entreprise hérissée de difficultés de plus d'une sorte.
Il existe, en effet, un véritable chaos dans la science sur ce sujet délicat, et les idées les plus opposées, les plus disparates sont en
présence. Par exemple on lit dans Capuron que les femmes *fortes et
robustes* en sont généralement exemptes, tandis que Lesguillons les a
surtout rencontrées chez les femmes *fortes et paraissant habituellement
d'une bonne santé.* On pourrait multiplier les citations de ces opinions
absolument contradictoires.

Je n'ai pas la prétention d'apporter la lumière dans cette obscurité.
Toute mon ambition se bornera à essayer de coordonner les matériaux
épars de façon à faire sortir de cet ordre un peu de clarté.

Je m'occuperai d'abord de l'étiologie proprement dite, et sous ce
titre je passerai en revue les causes prédisposantes principales qui
résumeront l'influence de l'âge, du tempérament, de l'hérédité, des
professions.

Age. — En relevant l'âge des femmes affectées de phlébectasies
pendant la gestation, tant dans la statistique que dans les observations isolées, on arrive à ce résultat que ces dilatations ne sont pas
spéciales à une période de la vie plutôt qu'à une autre. Delpech avan-
çait donc un fait erroné quand il disait : « Les varices s'observent
fréquemment chez les femmes grosses, mais toujours à un âge avancé;
il est du moins excessivement rare qu'elles se manifestent chez de
jeunes femmes, même pendant le cours de grossesses successives. »
Il est pourtant juste d'ajouter qu'on les rencontre un peu plus souvent vers la trentaine (1).

Tempérament. — C'est sur ce sujet que règne la plus grande con-
tradiction; il vaudrait mieux ne pas en parler, parce que chaque auteur admet un tempérament qui prédispose aux varices, celui-ci le
sanguin, celui-là le lymphatique, un troisième le bilieux. Toutes ces
opinions sont des à peu près basés sur des souvenirs confus. Nous

---

(1) Mon opinion se trouve confirmée par la statistique de Budin d'où il
ressort que la plus grande fréquence s'observe de 22 à 23 ans.

devons cependant faire remarquer avec Nélaton que les brunes y sont plus particulièrement sujettes; j'ai observé aussi que les femmes dont les veines sont naturellement marquées ou saillantes en étaient plus souvent atteintes. L'obésité joue aussi un rôle indubitable, mais moins prépondérant. Cette circonstance semblerait donner raison à ceux qui font des varices gravidiques un des apanages du tempérament lymphatique. C'est à la même cause générale que l'on pourrait peut-être attribuer la plus grande fréquence des varices dans les villes; je les ai en effet très rarement notées chez les femmes de la campagne où le lymphatisme et la chloro-anémie sont exceptionnels.

Hérédité. — Malgré l'opinion contraire de-Lesguillons, elle me paraît devoir être admise sans conteste. Les faits récents joints à l'autorité de J.-P. Franck, de Briquet, etc., établissent la réalité de son influence.

Professions. — La production des phlébectasies est, de l'avis de tous, singulièrement favorisée par l'exercice de certaines professions, celles surtout où la femme est forcée de conserver longtemps la station debout, celles qui l'obligent à des travaux pénibles, à des marches forcées, ou l'exposent en même temps au froid humide (blanchisseuses, cuisinières, femmes des halles, porteuses de journaux, etc.) (1).

Cette action des efforts musculaires répétés et énergiques a été bien mise en évidence dans la thèse de Delmont (2). Il n'entre pas dans notre cadre de reproduire les pages intéressantes qu'au point de vue de la physiologie il consacre à cette question, car elles se rapportent plus spécialement à l'étude des varices en général. Nous ne devons cependant pas omettre de donner ici une preuve très-frappante de cette influence de la contraction musculaire, intervenant comme cause secondaire, il est vrai, mais certaine, pendant la grossesse. Nous trouvons dans une des observations que nous citerons plus loin ce fait : une seule jambe était affectée de phlébectasie; elle avait été antérieurement le siège d'une rupture grave; « craignant pour sa jambe droite et voulant éviter la fatigue, la malade prit l'habitude de faire porter le poids du corps presque constamment sur la jambe gauche, *c'est alors que les varices y apparurent.* »

(1) Budin a trouvé les varices gravidiques, chez les blanchisseuses dans la moitié des cas, chez les cuisinières dans les 2/5 des cas environ, chez les lingères dans 1/5 des cas seulement.

(2) Des varices des membres inférieurs, th. Paris, 1869, n°150, pages 23-26.

PATHOGÉNIE.

En lisant ce qui a été écrit sur l'étiologie et la pathogénie des varices pendant la grossesse, sur leur nature, on arrive à cette conclusion,
que l'on peut ranger sous trois chefs les causes efficientes; malheureusement aucune d'elles n'est à l'abri de toute critique.

A. — Théorie physique et mécanique.

B. — Théorie basée sur les modifications qu'éprouve le sang pendant la grossesse.

C. — Théorie des troubles trophiques, d'origine nerveuse et vasculaire.

A. — Je n'accorderai qu'une mention à l'influence de la pesanteur
qui entraverait, dit-on, la circulation veineuse; personne ne l'admet
plus que comme cause adjuvante, alors que les valvules sont détruites
ou lorsque la profession en favorise l'action. Tout au plus peut-elle
rendre compte de la localisation des varices sur les extrémités inférieures, où le sang progresse contre son propre poids.

La théorie de la compression est une des plus répandues; elle date
du siècle dernier et c'est je crois Mauriceau qui en a été le propaga-
teur. Tous les auteurs modernes : Cazeaux, Joulin, Leishman, Chailly,
Naegele, Jacquemier, Follin, Nélaton, Vidal de Cassis, etc., à l'exception de Chaussier et de Béclard, lui reconnaissent une importance
capitale. Il n'est pas jusqu'à Briquet qui ne puisse entièrement se dé-
gager du joug des idées courantes; il ne croit pas à l'influence de la
pression de l'utérus, mais il fait des concessions : « Il ne faut pas,
dit-il, les rejeter entièrement, car la phlébectasie chez les femmes enceintes paraît être le produit de la compression des veines iliaques,
quoiqu'on remarque que la dilatation des veines ait lieu vers le troisième mois, époque à laquelle l'utérus n'a pas encore acquis assez
d'ampleur pour comprimer les veines iliaques, les deux côtés sont le
plus souvent affectés. Celui où la dilatation est la plus forte n'est point
en rapport avec le côté vers lequel l'utérus s'est dévié. En effet, l'obliquité a le plus souvent lieu à droite et il n'y a pas beaucoup plus souvent de varices à droite qu'à gauche; d'ailleurs dans une obliquité il
est douteux qu'une des veines iliaques soit plus comprimée que
l'autre. »

« D'un autre côté, ajoute-t-il, plusieurs femmes m'ont assuré que leurs varices dataient d'une grossesse double. » En opposition avec cette remarque, je citerai une observation prise à la clinique dans le service de Depaul par P. Richard (1), où une masse volumineuse située à la partie postérieure de la matrice, jointe à une grossesse ayant parcouru ses phases normales, n'a exercé aucune pression sur les vaisseaux.

OBSERVATION. — Stoffer, cuisinière, 36 ans (Paris), primipare, constitution assez faible. Accouchement à terme par le siège, le 25 novembre. Elle avait depuis une douzaine d'années des varices de la jambe droite peu marquées. Ces varices n'ont pas augmenté pendant la grossesse ; du reste un peu d'œdème des membres inférieurs masquait en partie les varices de la jambe droite. Les autres veines, celles des organes génitaux, de la cuisse droite, de la cuisse et de la jambe gauches, sont assez développées. Elle n'a jamais eu d'hémorrhoïdes, elle n'en porte pas de traces. Quinze jours avant l'accouchement, l'œdème diminue; les varices de la jambe droite deviennent plus accessibles à la vue et au toucher. Elles ne sont pas plus volumineuses, au dire de la malade, qu'avant la grossesse. Cette femme meurt d'une péritonite, quelques jours après l'accouchement.

Autopsie. — Lésions de la péritonite. On constate une tumeur volumineuse, appliquée contre la face postérieure de l'utérus. Celle-ci est reliée à l'utérus par un court pédicule qui l'empêche de fuir l'excavation. Les dimensions de la tumeur sont les suivantes : diamètre antéro-postérieur 7 c. et demi ; diamètre transversal 12 c. et demi. La tumeur est lisse ; elle offre une consistance assez ferme. Elle est régulièrement aplatie d'avant en arrière. Son pédicule s'attache vers la ligne médiane de la face postérieure de la matrice. Le plexus veineux situé dans l'épaisseur des ligaments larges est peu développé, les veines qui le constituent sont légèrement distendues; l'utérus, augmenté de la tumeur, forme une masse considérable.

Je reviens à dessein sur une des raisons qui s'oppose à l'admission de cette cause, du moins comme absolue.

Nous avons dit en étudiant la marche des varices combien souvent elles apparaissaient tout à fait au début de la grossesse. Guéniot a même cité dans ses cours l'histoire d'une femme qui les aurait vues se dessiner à peine un mois après ses dernières règles. Ce développement précoce a été admis même par les partisans de la compression (Joulin), qui ne s'expliquent pas sur ce point.

(1) Etude sur la phlébectasie superficielle chez la femme enceinte, th. de Paris, 1876, n° 501.

Ce n'est donc que pendant les deux derniers mois de la gestation que la compression, telle que l'entendent les gynécologistes modernes, peut être mise en cause.

Comment s'expliquer la genèse des varices et lui donner une inter · prétation ne reposant pas sur des considérations d'ordre physique. P. Richard (1) a tenté l'épreuve et a voulu, sinon résoudre, du moins éclaircir un peu la difficulté en tenant compte de certaines données connues d'anatomie et de physiologie. Nous ne reproduirons pas in-extenso le raisonnement sur lequel il se base, car cela nous entraîne-rait un peu loin. Un résumé analytique, aidé de quelques citations textuelles, suffira, je pense.

Les vaisseaux veineux des organes génitaux, du vagin, des liga-ments larges sont, dès la mise en action de la matrice après la con-ception, dilatés et la pression vasculaire doit nécessairement y être augmentée, surtout dans le plexus utéro-ovarien.

« Quel sera l'effet de l'augmentation de la pression intra vasculaire dans les veines formant le riche plexus qui longe les bords de l'organe gestateur ? ce sera d'augmenter la tension dans tous les gros vais-seaux veineux qui servent de débouché aux veines du système utérin, c'est-à-dire : 1° dans la veine rénale gauche ; 2° dans la veine cave infé-rieure ; 3° dans la veine hypogastrique et par son intermédiaire dans la veine iliaque primitive. »

Appliquons maintenant ces considérations à notre étude. Les veines de la muqueuse vaginale, après avoir formé un plexus autour du va-gin, se rendent tantôt directement, tantôt indirectement dans la veine hypogastrique. Le sang contenu dans ces veines vaginales aura-t-il à vaincre, pour continuer son mouvement progressif, une résistance normale ? Non, car nous venons de voir que cette résistance est aug-mentée dans la veine hypogastrique. Pourra-t-il dès lors continuer sa route vers le cœur avec la même vitesse et la même facilité ? Non encore, car la loi est formelle : pour que la force dite vis a tergo puisse avoir son plein exercice, il faut que le fluide en mouvement trouve toujours devant lui un espace libre devant lequel la pression soit infé-rieure à celle vers laquelle il cède (Luton). Les veines vaginales, ve-nant s'aboucher dans un système veineux (veines hypogastriques) où existe une pression intra-sanguine plus élevée que la leur propre, se dilatent à leur tour et, de proche en proche, jusqu'aux veinules où

_____

(1) De la phléb. superf. chez la femme enc., th. de Paris, 1876, n° 501, p. 51.

cette dilatation devient visible par la coloration que prend la muqueuse.

En somme, cela revient à dire que les veines superficielles du vagin ne se dilatent que parce que la pression intra-vasculaire des vaisseaux dans lesquels elles se déversent est supérieur à la leur.

Poursuivons maintenant le phénomène plus loin encore. L'utérus, entre le troisième et le quatrième mois, sort de l'excavation et s'installe dans la cavité abdominale. La présence de ce corps, qui va devenir de plus en plus volumineux, a pour effet d'augmenter la pression que supportent normalement tous les organes contenus dans l'enceinte abdominale. Le diaphragme est refoulé, la paroi intérieure du ventre bombe en avant, mais diaphragme et paroi ne sont pas seuls à supporter cette pression. La veine cave inférieure, canal éminemment compressible, la supportera aussi et la tension de la colonne liquide qu'elle contient en sera augmentée, et cela sans qu'il soit besoin d'invoquer une action directe de l'utérus.

Que résultera-t-il de toutes ces actions physiologiques dont la résultante, comme on peut le voir, est d'augmenter la tension du sang contenu dans la veine cave inférieure? Le principe que nous avons déjà invoqué va répondre. Le sang du système veineux, situé au-dessous de la veine cave inférieure, trouvant devant lui tension supérieure à la sienne, ralentit son mouvement ; il ne franchira l'obstacle que lorsque sa masse aura été augmentée par l'arrivée de nouvelles quantités de sang artériel. De ce fait, deux conclusions qu'il faut retenir : augmentation de pression, et ralentissement du sang dans les veines afférentes à la veine cave inférieure, c'est-à-dire hypogastrique d'une part, et de l'autre, veines fémorale, poplitée, tibiale postérieure, saphènes et leurs affluents, etc.

Voyons maintenant ce qui a lieu dans ce dernier ordre de vaisseaux. La saphène interne, qui est surtout intéressée dans l'espèce, peut être considérée comme le canal de dérivation de la veine fémorale. Si la pression intra-veineuse augmente dans la fémorale (et nous venons de voir qu'elle augmente en effet), la pression intra-veineuse augmente dans la saphène. Mais l'effet consécutif ne sera plus le même dans ces deux ordres de vaisseaux ; tandis qu'en effet la fémorale, maintenue par une gaine fibreuse, se dilate peu, les veines superficielles du membre inférieur, entourées par un tissu cellulaire lâche qui les soutient à peine (Le Dentu), se laisseront facilement distendre sous l'effort d'une force vasculaire centrifuge, même modérée.

Nous rapprocherons de ces conclusions celles que nous trouvons dans un mémoire peu connu de Rima (1), lequel, sans s'en douter, a fourni un corollaire des faits énoncés par l'auteur précédent.

Pour le chirurgien italien, la cause prochaine des varices consiste dans un mouvement rétrograde du sang veineux; il reviendrait de la veine fémorale dans la saphène et serait poussé de l'aine vers le pied par une action propre à cette veine, comme le sang artériel l'est dans les vaisseaux qui le charrient. Voici les faits qui ont conduit l'auteur à cette conclusion : 1° si l'on excise sur le vivant une portion d'une veine variqueuse, on voit le sang jaillir du bout supérieur comme d'une artère ; 2° chez les personnes dont la cause occasionnelle des va·rices consiste dans une jarretière trop serrée au-dessous du genou, on voit les veines se dilater plus au-dessus qu'au-dessous de l'étrangle-ment ; 3° lorsqu'on pratique la ligature d'une veine variqueuse, on voit les vaisseaux situés au-dessous s'affaisser, se ramollir et disparaître, tandis que les varices de la même veine placées au-dessus restent stationnaires, ce qui ne devrait pas avoir lieu, si le sang de ce vais-seau marchait de bas en haut comme dans l'état normal. Rima n'ou-blie pas, bien entendu, que la gravitation de la colonne supérieure du sang entre pour beaucoup dans les phénomènes dont il s'agit. Cette gravitation paralyse, ajoute-t-il, les valvules et contribue à l'entretien des grappes variqueuses; mais cela n'exclut pas l'autre fait du mouve-ment rétrograde ; 4° enfin l'anatomie pathologique confirme cette ma-nière de voir, les parois de la veine sont, nous l'avons vu, hypertro-phiées, épaisses et offrent une structure apparente analogue à celle des artères.

B. — Delpech fait remarquer avec raison que dans l'étiologie des varices on a trop accordé aux causes physiques, qui à elles seules entraveraient la circulation, engorgeraient les veines et les forceraient à se dilater. Il veut qu'on ait plus d'égards pour d'autres influences, et est disposé à revenir aux idées de Bordeu. Nous allons donc recher-cher la part que l'on doit réserver aux modifications qu'éprouve le sang pendant la grossesse.

Je ne parlerai que pour mémoire de l'opinion des anciens attribuant l'apparition des varices à des causes purement humorales. Cependant, même au milieu de cette théorie, on démêle une apparence d'observa-

---

(1) Giornale per servire a progressi della patologia, etc. Venise, 1836.

tion, qui nous paraît plus juste que l'explication purement mécanique des modernes.

Ambroise Paré dit en effet : « Les femmes grosses en sont communément esprises à cause du sang mélancholique qui, retenu *pendant leur grossesse, fait que les veines se dilatent et viennent variqueuses, pour la grande multitude du sang.* »

S'appuyant sur ce fait que les femelles d'animaux non soumises au flux périodique arrivaient à terme sans avoir présenté d'accidents, Mauriceau admettait une sorte d'accumulation sanguine par suite de la suppression des menstrues. Nous avons vu plus haut qu'Ambroise Paré, se plaçant toutefois à un autre point de vue, paraît admettre que le sang est retenu et amène des varices « *pour la grande multitude du sang.* »

N'est-on pas porté à accepter cette opinion, quand on lit l'observation suivante de Chaussier : « Une cuisinière devenait grosse de temps en temps. Elle était avertie de sa grossesse par l'apparition, vers le deuxième mois, de varices aux jambes. Elle comprimait ces veines avec un bandage roulé, et chaque fois avortait promptement. » Puisqu'on admet que les varices peuvent se rattacher à la suppression des règles (1), pourquoi ne pas accepter que la suspension de cet écoulement physiologique pendant la grossesse n'amène un certain degré de polyhémie produisant le même résultant?

On pensait jadis que le refus de la saignée prédisposait aux varices vulvaires, et l'on semblait en augurer que la masse du sang avait pendant la grossesse besoin d'être diminuée. Massot, en communiquant à l'Académie de médecine l'observation d'un thrombus vulvaire (voyez Bibliographie des thrombus), a fait jouer le principal rôle étiologique à la pléthore. Deneux n'accepte pas cette explication, parce qu'il existait en même temps chez la malade une disposition variqueuse très prononcée. Mais à nos yeux, ce fait même est la confirmation de la justesse de l'interprétation. Les recherches nouvelles en hématologie, tout en faisant apprécier la nature réelle de la pléthore, en ont établi nettement l'existence.

La polyhémie séreuse, que nous avons étudiée dans la première section, peut être invoquée comme une des causes principales de la dila-

---

(1) Nous en citons, dans le cours de cet ouvrage, plusieurs exemples, auxquels il faut ajouter le fait suivant: une varice du dos suppléait à la sécrétion menstruelle (*in* Ephém. des curieux de la nature, cent. VII, p. 206).

tation variqueuse. Les veines, subissant la pression excentrique d'un sang plus abondant, résistent moins que les artères à cette tension exagérée. La polyhémie ne peut cependant donner la clef de tous les faits observés, par exemple, chez les femmes qui présentent des varices dès les premiers mois de la grossesse, alors que l'état du sang ne saurait véritablement entrer en ligne de compte.

Quoi qu'il en soit, la polyhémie, considérée comme cause efficiente de la maladie qui nous occupe, séduit l'esprit, et nous n'avons pas été étonné de voir Guéniot lui accorder une mention étendue dans une leçon faite à la Clinique en 1876.

Il reste à se demander pourquoi, en admettant cette cause générale qui doit dilater la totalité du système veineux, c'est plus spécialement la portion de ce système qui se distribue aux extrémités inférieures qui est le siège du mal.

Il faut nécessairement faire intervenir la déclivité et l'influence de la pesanteur; peut-être aussi faut-il rattacher cette localisation au voisinage de l'utérus, qui étant lui-même le siège d'une stase sanguine considérable, retentit, dans une certaine mesure, sur la circulation des membres inférieurs.

Sans vouloir faire un rapprochement forcé, il est curieux de voir Tarnier (1) admettre une zone génitale qui s'étend de l'ombilic au bout des pieds.

C. — Théorie des troubles trophiques d'origine nerveuse ou vasculaire.

C'est ici que règne l'obscurité, et l'hypothèse y triomphe en maîtresse absolue, quelquefois aveugle.

La première idée que l'on voit poindre dans la science est un affaiblissement des parois vasculaires; jusqu'à Briquet, tous les auteurs s'étaient accordés à regarder les varices comme résultant de la faiblesse des veines, dont les parois auraient perdu leur tonicité, leur ressort, et ne pourraient plus résister à la pression de la colonne sanguine (2).

Cette parésie des tuniques veineuses, inconnue dans son essence, repose sur des faits incertains.

Le pathologiste que nous venons de citer reconnaît des causes dont

(1) Société de chirurgie, bull. et mém ; séance du 28 juin 1876, p. 526.
(2) Consulter Hogdson, Mal. des art. et des v., éd. franc , 1879, t. II, p. 486.

l'influence est plus générale que celles admises avant lui. Pour lui la dilatation des veines n'est pas un phénomène purement passif, c'est un phénomène actif; l'abord du sang en plus grande quantité amène l'hypertrophie des parois; quant à la cause de l'abord plus considérable du sang, Briquet la trouve chez Bordeu, lequel pensait qu'il est le résultat d'une action excessive des radicules veineuses qui poussent dans les veines une plus grande quantité de liquide nourricier.

Ne peut-il se faire que l'exagération dans la quantité de sang produite par la polyhémie ne modifie les tissus, ainsi que Beau l'a supposé (voyez 1re section), et que l'hypertrophie, l'apport de sucs nutritifs exubérants ne se rattachent à la composition même du sang pendant la grossesse?

De cette hyperémie, de cette congestion à l'inflammation il n'y a pas loin, et Cornil et Ranvier (1) avancent que les varices sont le résultat d'une inflammation chronique des veines, en tout comparable à l'artérite chronique.

P. Dubois, de son côté, fait intervenir une influence sympathique du développement de l'utérus; il penche à admettre une cause d'origine nerveuse, analogue à celle qui pendant la grossesse produit l'hypertrophie du corps thyroïde (voyez 1re section).

Indubitablement, au fond de tout acte morbide, il y a une influence nerveuse. Les beaux travaux de Budge et Waller, de Claude Bernard, ont parfaitement établi le rôle du grand sympathique dans la circulation. Les vaso-moteurs ont été étudiés physiologiquement et anatomiquement, et on a reconnu leur action sur la vitalité, la contractilité et la nutrition des vaisseaux.

Pourquoi les nerfs des veines malades ne seraient-ils pas impressionnés d'une façon mystérieuse, je l'accorde, par la grossesse au même titre que ceux de l'estomac, provenant aussi du grand sympathique, qui ne permettent, en cas de vomissements incoercibles, le contact d'aucun aliment.

Il est à craindre cependant que cette théorie de l'action nerveuse ne recule plutôt qu'elle ne résolve la question.

De l'ordre des causes que je viens de signaler, on peut, je crois, rapprocher cette disposition particulière du système veineux général chez certains individus, qui fait que les veines sont très volumineuses,

---

(1) Man. d'histol. path., p. 576.

à parois minces et faibles. Cette prédisposition aux varices deviendrait, suivant quelques auteurs (1), une véritable diathèse dite variqueuse, et constituerait un état de l'arbre veineux qui le met dans les conditions les plus favorables à l'action des causes déterminantes.

J'ai essayé de résumer avec méthode les idées répandues sur la nature des varices. De ces trois théories, aucune ne répond à tous les faits; peut-être faut-il les faire intervenir toutes trois en même temps, et doivent-elles prendre chacune une part dans l'établissement des varices pendant la grossesse. Il ne faut donc pas, dit Follin (2), chercher dans une seule hypothèse la raison de la dilatation variqueuse des veines.

Après une telle autorité, on comprendra que je n'ose formuler une opinion personnelle. En outre, lorsqu'on entend ces paroles dans la bouche de Depaul : « Il y aurait à savoir comment agit la grossesse pour produire les varices. Est-ce par une compression mécanique ou par une influence particulière? voilà ce que nous ignorons actuellement (3), » lorsque, dis-je, on entend ces paroles, il est permis de rester dans le doute. Mon indécision ne saurait être en meilleure compagnie.

PRONOSTIC.

La phlébectasie des femmes enceintes a cela de particulier que c'est une maladie bénigne, qui peut engendrer les plus redoutables complications. Elle ne constitue qu'une incommodité, qu'une entrave à l'exercice de certaines professions, et au milieu de la santé en apparence parfaite, le danger éclate sans que rien ait pu le faire prévoir. Les femmes, sachant que les varices disparaissent ordinairement aussitôt la grossesse terminée et s'habituant à la pensée de subir la gêne momentanée qui en est la conséquence, ne s'en inquiètent presque pas; elles restent dans une tranquillité trompeuse, ne prennent aucun soin pour empêcher leur développement ou pour éviter ce qui serait de nature à déterminer leur rupture.

Murat (4) attribue la mortalité plus grande chez les femmes que chez les hommes à ce dernier accident.

(1) Vidal de Cassis, Path. ext., t. II, p. 39, 1851.
(2) Pathol. ext. t. II, p. 545.
(3) Bull. de la Soc. de chir., 1862, p. 135.
(4) Revue médicale, 1827, t. III, p. 248.

Cette notion de gravité relative est, à mon sens, d'autant plus utile à propager que les auteurs classiques se sont à peine appesantis sur ce point.

Il peut se faire pourtant que les varices aient leur utilité — je m'explique. — Tout le monde connaît l'histoire de cette cuisinière qui se comprimait les varices et qui avortait. Le trop plein du sang trouvait dans les dilatations des saphènes un canal de dérivation; ce canal fermé, il se produisait une pléthore utérine fatale au produit de la conception.

TRAITEMENT.

Le traitement des varices non compliquées, pendant la grossesse et l'accouchement, se divise en général et local.

1º Traitement général.

L'expérience a démontré depuis longtemps l'insuffisance presque absolue de la médication générale ancienne.

Au premier rang, brillait la saignée. Nettement contrindiquée par Hippocrate pendant la grossesse (Mulier in utero gerens, disait-il, sectâ venâ, abortit et magis si major puerit fœtus), elle fut surtout recommandée par Peu, Heister, Deneux. Elle est à peu près abandonnée mais elle ne mérite *ni cet excès d'honneur ni cette indignité*.

Elle doit être essayée dans l'état variqueux, mais seulement lorsque la tension du système circulatoire général caractérisée par des vertiges, des éblouissements, des bouffées de chaleur vers la tête, les battements des temporales, les étouffements, etc., et la congestion utérine exagérée existe d'une façon manifeste. Elle ne devra être faite alors qu'à titre de moyen déplétif et avec une sage mesure, en se basant sur la force du pouls et des battements du cœur, on devra la faire suivre de l'administration des ferrugineux et des toniques. Mauriceau (1) recommandait déjà aux femmes « de boire du vin vieux, lequel doit être trempé de bonne eau de fontaine, laquelle on lui fera ferrer en faisant éteindre un fer rouge, cela afin de conforter leur estomac. »

C'est donc contre la pléthore massive qu'exceptionnellement ce moyen devra être essayé et encore en n'oubliant jamais que la polythémie est presque toujours accompagnée d'hypoglobulie ou oligocythémie.

(1) Traité d'accouchements, p. 125.

Blot (1) préfère ce qu'il appelle les « saignées sereines», les purgatifs qui, selon lui, arrivent au même résultat sans affaiblir, et qui pour peu qu'ils soient hydragogues diminueront légèrement l'hydrœmie.

2° Traitement local. Nous éliminerons tout d'abord l'usage des topiques toniques et astringents employés de toute antiquité et à peu près inertes.

Storch appliquait un bandage imbibé de vin. Je lis dans le journal de Hufeland du 24 mai 1823, p. 47, une formule proposée par Durr, contre les varices des femmes enceintes ; je la reproduis à titre de curiosité, eu égard surtout à la date peu éloignée où elle a été publiée :

Ecorce d'orme champêtre, racine de tormentille de chaque, une once, faites cuire dans du vin rouge, ajoutez à la fin une once d'herbe de cigue à la colature. Ajoutez de plus un gros et demi d'extrait de saturne et quatre onces d'esprit de fourmi.

On le voit, cela ne pèche pas par la simplicité. Actuellement on se contenterait de tannate de plomb et cela reviendrait au même. Une chose m'étonne, c'est que le polypharmaque susdit n'ait pas fait rentrer dans la drogue un peu d'huile de vipères.

Je demande pardon au lecteur de m'être laissé aller à cette petite joyeuseté et je reprends le ton sérieux qui convient à notre sujet.

Le traitement local peut-être : A. palliatif, B, curatif (?).

A. Le traitement local palliatif comprend deux moyens, la position la compression.

Position. — Déjà Aétius avait observé son heureuse influence sur le volume des varices. De nos jours, Gerdy a démontré son utilité dans ses recherches sur le rôle de la pesanteur dans les maladies chirurgicales. Quand les dilatations variqueuses sont très gonflées, on retire de bons avantages du repos horizontal, en ayant soin de faire placer les pieds plus haut que le corps. L'amélioration est assez satisfaisante, mais le mode de traitement a l'inconvénient d'être pénible et de ne pouvoir être continué longtemps. En somme c'est un adjuvant précieux, un moyen préparatoire à l'emploi de la compression dont nous allons maintenant nous occuper.

Compression. — Je compte rechercher successivement le but qu'elle se propose, les reproches qu'on lui a adressés, les agents à l'aide des-

(1) Des tum. sang. de la v. et du vagin. Th. conc. agr. Paris, 1853, p. 83.

quels on peut l'obtenir dans les meilleures conditions. La compression doit avoir pour but de contenir le membre sans cependant le comprimer, de diminuer la tension veineuse en fournissant un appui aux parois des varices, de favoriser la réduction des téguments distendus et la résorption de l'infiltration séreuse. Le résultat sera une rapidité plus grande imprimée au cours du sang et secondairement une tendance moindre à la formation des caillots. Elle est ainsi préventive de l'ulcère variqueux.

La compression convient surtout aux cas où la phlébectasie est exempte de complications graves, il est de simple bon sens d'y renoncer lorsque les varices sont le siège de bosselures dures, inégales, pleines de concrétions sanguines.

Dans sa thèse de concours, Huguier a résumé ainsi ses indications.

1º Quand la phlébectasie occupe la totalité des membres; 2º quand les varices sont récentes, fréquemment anastomosées, avec d'autres veines; 3º quand l'altération porte sur les veines du troisième ordre et que les gros troncs sont intacts, (nous avons vu que c'est souvent le cas chez la femme grosse); 4º Quand la varice est unique ou forme une tumeur circonscrite; 5º quand elle repose sur un plan constant; 6º enfin, quand les varices sont symptomatiques d'un obstacle à la circulation veineuse.

La compression est une arme à deux tranchants: bien faite, elle amène de bons résultats; mal faite, elle conduit à des ennuis et même à des dangers. Aussi le médecin doit-il toujours en surveiller l'emploi et même assister de temps en temps à l'application du bandage; celui-ci doit être mis le matin, avant le lever; on doit le retirer la nuit pour éviter l'action irritante que sa présence constante pourrait développer. Un des inconvénients de la compression est que l'appareil se relâche, s'il n'est pas assez serré et qu'il est nuisible, s'il l'est trop. De plus, beaucoup de femmes le supportent mal, et il amène chez certaines d'entre elles une douleur, des crampes et de la fatigue dans la marche.

Depaul, cité par Lesguillons (1) accuse la compression surtout celle obtenue aide des bas élastiques de produire de légères hémorrhagies, des hémoptysies, accidents qui disparaissent en cessant de les porter.

_____

(1) Des varices qui se développent pendant la grossesse. Th. Paris, 1869, nº 152.

Une compression trop forte peut amener la fausse couche; j'ai déjà
cité deux fois le cas curieux, relaté par Chaussier, de cette femme qui
comprimait les varices avec un bandage roulé et qui chaque fois
avortait. Billroth dit du reste (1). « Nous sommes forcés d'admettre que
souvent le développement des varices, envisagé physiologiquement,
n'est qu'un moyen de compensation employé par la nature pour re-
médier à des conditions de pression anormale dans le système vasculaire. »

Les moyens employés pour faire la compression sont assez nombreux; ils ne doivent pas être employés indifféremment. Il faut
souvent chercher celui qui convient à telle ou telle femme.

Le bandage roulé à l'aide d'une bande ordinaire offre le désavantage de se desserrer et par suite exercer une compression inégale; il
faut le réappliquer plusieurs fois par jour. La compression par les
bandelettes de diachylon présente des inconvénients, parce que le
tissu est inextensible et que la substance emplastique dont il est
revêtu est de nature à irriter la peau et à produire de l'eczéma. Les
bas élastiques Leperdriel, Geneau, Bourjeaud etc., tissés moitié chan-
vre ou soie et moitié caoutchouc, sont faits sur mesure; ils joignent
à l'élasticité une force de contraction assez grande mais malheureusement, à moins qu'ils ne soient très bien faits, ils compriment plus
qu'ils ne contiennent. Le bas lacé est fait aussi sur mesure, soit en
coutil fort, soit en peau de chien; afin de rendre la compression plus
douce et plus uniforme il est prudent d'interposer entre lui et la jambe
une couche d'ouate et une compresse. Faire l'application du bas lacé
est difficile, et l'on arrive bien rarement à ne pas serrer plus en haut
qu'en bas.

Après avoir essayé ces différents appareils, je me suis arrêté au bandage suivant qui joint à la simplicité une efficacité supérieure à celle
des autres appareils. Je place d'abord sur le membre une bande de
toile vieille et très fine, assez molle; puis, au-dessus d'elle, depuis
les orteils jusqu'au dessus de la limite supérieure des dilatations
variqueuses, j'applique une bande de flanelle assez épaisse en un ou
deux doubles, suivant le degré du mal, puis je fais faufiler la bande
du haut en bas pour éviter la possibilité d'un déplacement. L'élasticité de la flanelle a toujours répondu au but que je me proposais d'atteindre.

_____

(1) Traité de pathologie chir. gén., p. 643.

Gabrielli (1) a proposé un mode nouveau de compression qui pourrait trouver, dans le cas de grossesse, une utile application. Il consiste à appliquer sur toute l'étendue du cordon variqueux une lame de plomb très flexible dont l'épaisseur ne doit pas dépasser un millimètre, et qui est maintenue en place par quelques jours de bande. Si, pendant le jour, cet appareil très simple ne peut être supporté, il faut limiter son emploi à la nuit. Le seul symptôme observé après son usage est une légère sensation de chaleur.

B. Le traitement curatif, tel qu'on l'entend pour les varices en général, n'existe pas.

Les veines des femmes enceintes doivent être respectées. Cette proposition ne supporte pas une longue discussion. Car, comme le dit excellemment Verneuil, opposer à la dilatation veineuse elle-même des opérations plus ou moins dangereuses serait une faute ou du moins une tentative inutile. Nous ne voyons qu'une seule exception à cette règle et elle est commandée par les événements C'est le cas où il se produirait une hémorrhagie incoërcible.

Dans d'autres circonstances, lorsqu'il y a amincissement considérable, que la position et la compression ne paraissent pas devoir prévenir une déchirure, on est en droit de se demander si l'on ne pourrait pas intervenir par des moyens chirurgicaux *directs*. Pourquoi par exemple, ne pas essayer la pince compressive, qui a donné chez l'homme de si beaux résultats à Sanson (2), sans qu'on ait jamais noté d'accidents de son application. Dans ce même ordre d'idées, on devra recourir au mode thérapeutique que certains chirurgiens allemands ont mis en pratique. P. Vogt (3) et E. Alberts (4) ont cité des faits où les injections sous-cutanées d'ergotine ont amélioré et même guéri les varices des femmes enceintes. Le premier rapporte entre autres une observation où 12 centigrammes de cette substance poussés dans le tissu cellulaire dans le voisinage d'une varice, à diverses reprises, de deux en deux jours, ont amené la guérison. Suivant cet auteur, cet agent porte son action sur les tissus musculaires des veines, des artères et même sur le centre vaso-moteur. Quoi qu'il en

(1) Nuovo Giornale internazionale delle Scienze Mediche, ann. I, fascicolo VI, aprile 1870, p. 171.
(2) Boinet, Gaz. méd., 1836, p. 84.
(3) Berliner klin. Wochensch., n° 10, 1872
(4) Obs. de varices chez les femmes enc., trait. par les inj. d'erg. Iena, 1875.

soit de cette théorie émise, il faut, tout en acceptant avec une certaine réserve les résultats pratiques signalés, ne pas repousser ce mode d'intervention qui, appliqué avec prudence, sans intéresser le vaisseau lui-même, a au moins l'avantage de justifier l'adage : *primò non nocere* !

Nous n'en dirons pas tout à fait autant de la méthode suivante présentée par Englisch devant la Société médicale de Vienne.

A l'aide d'une seringue ordinaire à injection hypodermique, on injecte de quinze à vingt gouttes d'un mélange à parties égales d'alcool et d'eau dans le tissu cellulaire sous la veine; celle-ci a été préalablement soulevée dans un pli de la peau saisie entre le pouce et l'index. L'injection donne lieu à un peu de gonflement, et une observation attentive démontre que la veine s'est contractée. Le troisième jour, on note une induration plus ou moins grande et, chez certains sujets à tissus délicats, la peau rougit; il se fait un petit abcès, mais la veine reste étrangère à cette suppuration. A mesure que l'induration devient plus forte et plus limitée, les dimensions du vaisseau se réduisent, et, graduellement, celui-ci devient dur et rigide comme une corde.

Assez souvent une seule injection peut suffire pour guérir la varice, mais le plus habituellement il faut répéter l'opération plusieurs fois. On obtient des résultats surtout remarquables lorsque les veines dilatées forment un plexus, mais le traitement est plus difficile quand il y a un grand nombre de branches. La douleur pendant et après l'opération est très légère.

L'auteur considère ce traitement comme exempt de dangers, — c'est possible pour des cas ordinaires. — Quant à moi, pendant la gestation, je craindrais de déterminer ainsi des abcès autour d'une veine qui ne demande qu'à s'enflammer et je n'ai cité cette méthode que pour mettre en garde ceux qui seraient tentés d'en étendre l'application aux varices des femmes en état de gravidité.

Je veux dire, en terminant, quelques mots de la prophylaxie. Les femmes exposées par l'hérédité ou par leurs antécédents aux dilatations variqueuses, devront éviter toutes les causes capables d'augmenter la tension vasculaire; elles rejetteront l'usage des vêtements serrés, des corsets, des jarretières, etc. Elles porteront une ceinture abdominale bien faite. Elles feront en sorte, si leur position le leur permet, de ne pas conserver longtemps la position debout, de ne pas faire d'efforts, de ne pas se livrer à des exercices exagérés, à la danse,

Cazin.   4

à l'équitation. Elles ne prendront jamais de bains chauds, se conten-
teront d'avoir recours aux bains frais, qui sont tout particulièrement
recommandés.

Grâce à cet ensemble de soins hygiéniques, elles pourront peut-être
échapper aux varices ou tout au moins en limiter le développement,
en diminuer les incommodités et en prévenir les complications.

C'est l'étude de ces complications que nous allons actuellement en-
treprendre.

Nous leur avons réservé une place à part parce que certaines d'entre
elles ont une importance exceptionnelle et constituent de véritables
maladies ; elles méritent à tous égards une description isolée. Nous
passerons vivement en revue les ruptures des veines variqueuses,
l'œdème, l'eczéma, l'érysipèle, l'ulcère variqueux, la coagulation du
sang dans les dilatations variqueuses, la phlébite des veines variqueuses des extrémités inférieures.

BIBLIOGRAPHIE.

Varices des extrémités inférieures, abstraction faite de leurs complications.

ALBERTS (A). Obs. de varices chez les femmes enceintes, trait. par les
inj. d'ergotine. Iéna, 1875. — BELL (Ch). Syst. of operative surgery, vol. II,
p. 91. — BILLROTH. Traité de pathol. chir. génér., p. 643. — BIRKHOLZ. De
quibusdam gravidarum varicibus. Lips, 1782. — BOINET. Gaz. méd. Paris,
1836, p. 84. — BORN. Th. Paris, 1834. — BOYER. Mal. chir., etc., t. II,
p. 280. — BRIQUET (B.). Dissertation sur la phlébectasie ou dilatation variqueuse des veines, notamment sur celle des memb. abd. Th. de Paris,
1824 : réimpression dans Arch. de méd., 1ʳᵉ série, t. VII, p. 200 et 396,
sous le titre de : Mémoire sur la phléb. ou dilatat. variq. des v. et de celle
des membr. abd. en particulier. — CALLENDER. Varicose veins, in Syst. of
Surgery, by Holmes, vol. II, p. 376, 2ᵉ ed. London, 1870. — CARMICHAEL
(R.). On varic. and venous infl., in Trans. of the College of phys. of Ire-
land, t. II, p. 345. — CHURCHILL. Mal. des femmes. Trad. Wieland et Dubrisay. — COOPER (Sam.). Dict. de chir. prat., éd. de Paris 1826, trad.
de l'angl. sur la 5ᵉ édit., p. 591-94. — CORNIL. Sur l'anat. path. des v. variq., Arch. phys., t. IV, p. 603, 1872. — CORNIL et RANVIER. Man. d'histol.
pathol., p. 575 et suiv. — CRUSIUS (Sam. G.). Diss. de quibusdam gravid.
varicibus. Lips, 1787. Trad. dans Wurtz, med. chir. Aussätze, etc., t. I,
p. 28. — CRUVEILHIER. Anat path. gén., t. II, p. 809. — DELMONT (J.-C.-C.).
Des varices des m. inf. Th., P., 1869, nº 151. — DELPECH. Précis élém, des

mal. réputées chir. — Depaul. Bull. de la Soc. de chir., 1862 p. 135. — Drasse (Bh.-H.) Diss. de varicibus, præsertim gravidarum. Berol., 1819. — Englisch. Société médicale de Vienne, 1878. — Franck (J.-C.). Traité de path. nat. trad. fr.. t. III, p. 525. — Gabrielli. Nuovo Giornale internationale Delle sc. med., ann. I, fascicol. VI, apr. 1878, p. 171. — Haase. Diss. de gravidarum varicibus. Lips, 1781. — Joulin. Traitè d'accouchement, p. 1161. — Hogdson. Mal. des art. et des v., trad. fr. 1819, 2 vol. — Lassus. Pathol. chir. T. I, p. 325. — Laugier. Des varices et de leur traitement. Th. conc. pour la chaire de clin. chir., 1842. — Le Dentu. Recherches anatom. sur la circul. vein. du pied et de la jambe, Th., Paris, 1868. — Lesquillons. Des varices qui se dével. pend. la gross. Th., Paris, 1869, n° 154. — Lutzel-berger, Diss. de symptomatibus quibusdam gravidarum, præcipué de vari-cibus et œdemate pedum. Ienæ, 1791. — Mauriceau. Traité d'accouche-ments. — Nélaton. Pathol. chir., 2e ed., t. I, p. 702-726. — Paré (Ambr.). OEuvres compl. éd. Malg., t. I, p 40, ch. XXI, p. 268. — Puchelt. Das Ve-nensystem in seinen krankhaften Verhältnissen, 1 thl. — Richter. De gra-vidarum varicibus. Lips, 1781. — Rima. Giornale per servire a progressi della patologia, etc. Venise, 1836. — Rokitanski. Pathol. anat., Sydenh. Society, vol. IV, p, 307. — Storch. Krankheiten der Weiber, 3 B., p. 103. — Tarnier. Bull. de la Soc. de chir., 1876, p. 626. — Verneuil (A.)· Du siège réel et primitif des varices des membres inf. Gaz. méd. 1855, p. 524. — Des varices et de leur traitement. Revue de thér. médico-chir., 1854 et 1855. — Note sur les var. prof. de la jambe envisagées au point de vue clinique, symptomatolog. Diagn. et trait. de cette lésion. Gaz. hebd., 1861, p. 28. — Vogt. Berliner klin. Wochensch., n° 10, 1872.

CHAPITRE II.

Complications des varices,

RUPTURE DES VARICES DES MEMBRES INFÉRIEURS PENDANT LA GROSSESSE

Les lésions que nous avons décrites comme appartenant en propre aux varices, et tout spécialement l'amincissement de certains points du vaisseau affecté, coïncidant avec son artérialisation, rendent compte de la fréquence de cette complication. — J'ai intentionnellement écrit dans le titre de ce chapitre «pendant la grossesse» parce que cet acci-dent n'a pas été signalé, que je sache, pendant l'accouchement. — Il doit être encore plus rare pendant les couches où le repos forcé im-posé à la malade la met naturellement à l'abri.

La rupture des varices amène deux conséquences possibles : 1° l'épan-chement sanguin ou thrombus, 2° l'hémorrhagie proprement dite.

1º L'épanchement sanguin arrive quand le vaisseau aminci se rompt et que son revêtement cutané reste intact.

Ce cas est assez fréquent, et on rencontre souvent de légères ecchymoses sur les extrémités inférieures des femmes grosses qui n'ont pas d'autre origine.

Voici un cas que me paraît se rapporter à ce genre de lésion. Il est, de plus, intéressant parce qu'il vient confirmer les idées du professeur Verneuil ;

Obs. (personnelle). — J'ai eu à soigner l'an dernier une dame grosse de quatre mois chez laquelle je soupçonnais des varices profondes du mollet gauche, pour une douleur très violente dans cette région, survenue subitement après un effort intense pour éviter une chute. Instruite, intelligente, elle disait avoir été frappée du *coup de fouet*.

Je me rappelai les travaux de Verneuil et me promis d'examiner attentivement ma malade. Dès le lendemain, en effet, le bas de la jambe était le siège d'une ecchymose étendue, et paraissait un peu tendue. Le repos pendant douze à quinze jours suffit pour faire disparaître l'infiltration sanguine. La douleur avait cédé dès la première journée sous l'influence d'une injection hypodermique de morphine.

On a rarement à constater des épanchements considérables, constituant un véritable thrombus analogue à celui que nous étudierons à propos des varices de la vulve et du vagin.

Je puis en donner deux exemples, un emprunté à un chirurgien anglais, un second que j'ai recueilli dans ma pratique.

Obs. — Rupture sous-cutanée de la veine saphène interne.
Multipare, 36 ans, portant des varices volumineuses sur toute la surface des membres inférieurs sans ulcération et sans lésion des téguments. La veille de l'entrée à l'hôpital, sans cause connue, elle ressentit dans la cuisse comme une sensation de déchirement, et cette région devint le siège d'une tuméfaction considérable, qui augmenta graduellement. A l'examen, on constata à la partie interne de la cuisse, immédiatement au-dessus du genou, une tumeur très volumineuse pouvant contenir environ 1 litre de liquide. Le repos seul suffit à amener assez rapidement la résolution (1).

Dans cette observation, il y a un véritable thrombus qui, sans qu'il y ait eu d'effort ni de traumatisme, a pris de grandes proportions.

Celle que j'ai recueillie offre au contraire une violence comme point de départ du mal.

(1) Bryant, med. Times and Gaz., 13 août 1850.

Obs. (personnelle). — Mme D..., pêcheuse de crevettes, âgée de 40 ans, très obèse, a eu sept enfants ; dès la seconde grossesse elle a été sujette à des varices qui ont fini par devenir constantes et très volumineuses, une d'elles surtout, grosse comme le petit doigt, siégeait un peu au-dessus de la tubérosité tibiale du côté droit. Au septième mois de la huitième gestation, elle était à la pêche, opération qui consiste à entrer dans la mer jusqu'à la ceinture et à pousser devant soi un grand filet fixé à un espèce de râteau. Elle rencontra un obstacle et tomba de telle façon que la face antérieure du genou droit vint heurter fortement contre le manche de son filet. Elle ressentit une douleur très violente et se trouva immédiatement dans l'impossibilité de remuer le membre. Transportée chez elle, elle me fait appeler et je constate sur la face antérieure du genou un gonflement mal limité, intéressant toute la circonférence du membre, et amenant une tension extrême. La peau est violacée, mais n'offre qu'une érosion superficielle ; on ne peut plus voir la varice transversalement située que j'ai indiquée plus haut ; elle a été englobée par un épanchement sanguin abondant. Applications réfrigérantes, eau de Goulard, repos absolu. Malgré ces moyens, la marche ne fut possible qu'au bout de vingt jours. Ma malade allait sortir quand elle fut prise des douleurs de l'enfantement et mit au monde un garçon à peine au terme de huit mois, qui était mort depuis environ dix jours.

Faut-il rattacher cet accouchement prématuré à l'accident et au thrombus qui en a été la conséquence. La réponse est embarrassante.

Je suis pourtant porté à les accuser, tout en ne me dissimulant pas qu'un temps relativement long s'est écoulé entre la chute de la mère et l'expulsion du fœtus.

Les observations font défaut pour pouvoir me permettre d'esquisser l'histoire des thrombus des membres inférieurs. Du reste, ce que j'en ai déjà dit suffit pour faire comprendre que les symptômes, le traitement sont semblables à ceux des contusions étendues. Ici le sang, en raison de l'ouverture d'un vaisseau dilaté, a une tendance à se collecter en foyer ; ce qui fait que la tumeur qui en résulte *augmente graduellement* (Bryant) jusqu'à ce qu'un caillot obturateur mette fin à l'accumulation du liquide.

2° L'hémorrhagie proprement dite a été bien mieux étudiée, et a été décrite par nombre écrivains, dont nous inscrirons les ouvrages dans l'index bibliographique. Lebrun (1) lui a consacré un chapitre étendu. Mais il s'en faut que les auteurs lui aient attribué l'importance qu'elle mérite, surtout au point de vue pronostique.

(1) Nouvelle biblioth. méd., 1827, t. II, p. 275.

L'hémorrhagie a lieu quand le vaisseau et le tégument sont frappés en même temps de solution de continuité.

Cet écoulement sanguin au dehors peut anatomiquement se rattacher à trois ordres de lésions différentes. Tantôt, la veine malade a contracté avec la peau des adhérences intimes, et la rupture des parois de l'une ne peut se faire sans que l'autre cède en même temps ; tantôt, une ulcération variqueuse existe dans le voisinage d'une varice, gagne celle-ci et l'ulcère ; tantôt enfin, une violence extérieure frappant la peau saine, intéresse cette dernière et fait éclater la varice située au-dessous.

La tension intra-veineuse, la composition chimique du sang caractérisée par la plethore séreuse, la gêne de la respiration, l'artérialisation de la veine, la situation superficielle du vaisseau se réunissent pour favoriser l'apparition de l'hémorrhagie.

Il faut y joindre, surtout dans les derniers mois, la pression de l'utérus qui, suivant Jacquemier, produit en quelque sorte l'effet de la ligature qu'on applique avant la phlébotomie.

Telles sont les causes prédisposantes de l'hémorrhagie ; les causes occasionnelles sont nombreuses : elles peuvent se diviser en :

1° Causes venant de dedans en dehors, réunissant tous les genres d'efforts (vomissement, défécation, poids soulevés).

Le fait suivant reproduit ce mode d'étiologie. Il s'agit d'une femme affectée de varices qui, au septième mois de sa seconde grossesse, était montée sur un tabouret et se tenait sur la pointe des pieds pour atteindre plus facilement un objet élevé ; elle sentit tout à coup qu'elle était mouillée ; une varice s'était rompue au niveau du 1/3 inférieur de la jambe (1).

Dans un autre cas, l'action de l'effort a été facilitée par l'existence antérieure d'un ulcère variqueux (2). C'est en levant un lourd baquet plein de linge mouillé que le sang s'écoula à flots par une solution de continuité ulcéreuse peu étendue.

D'autres fois, c'est la station debout prolongée, la fatigue, une marche forcée, qui paraissent être le point de départ de l'accident ; la profession doit souvent être incriminée. Une blanchisseuse à terme, obligée de faire chaque jour à pied la route de Gentilly au fort

---

(1) Varices des membres inférieurs de la grande lèvre gauche, rupture de la veine saphène int. droite. Hémorrhagie grave. Guérison. Lesguillons. Thèse de Paris, 1869, n° 152.

(2) Lesguillons ; Budin (th. d'agrégation), obs. inédite.

Saint-Jacques, était à son travail, lorsqu'elle fut prise d'une hé-morrhagie ayant pour point de départ une petite perte de substance circulaire au niveau de la malléole interne, et qui devint si abon-dante que la pauvre femme succomba en entrant dans les salles de la Maternité (2).

2° Les causes occasionnelles venant de dehors en dedans sont des chocs, des contusions. Les plus légers traumatismes, voire même de simples grattages, suffisent le plus souvent pour amener les ruptures. P. Dubois (3) et Moreau (4) ont rapporté deux faits qui se ressem-blent trop pour ne pas avoir la même femme pour sujet, où un choc insignifiant contre un meuble anguleux fut cause d'une hémorrhagie variqueuse mortelle.

Enfin, pour en finir avec l'étiologie, il arrive, et cela est très fré-quent, que l'hémorrhagie, toute spontanée, ne paraît pas reconnaître de cause occasionnelle. On est obligé pour l'expliquer d'invoquer les lésions vasculaires déjà citées, la présence d'une ulcération, et, de plus, les causes générales dont nous avons parlé au début de ce cha-pitre. Quelquefois même l'accident se montre au milieu de la nuit (Garmannus (5), Jacquemier (6), Carpentier (7) de Roubaix).

La rupture des veines variqueuses a rarement lieu à la première grossesse ; c'est ordinairement dans la troisième ou quatrième que cet accident se produit.

Son siège de prédilection est la région située immédiatement au-dessus des malléoles et presque toujours à la partie interne du membre.

Il est exceptionnel que la rupture spontanée soit annoncée par une douleur. La plupart des observations que nous avons analysées portent que « la malade s'est sentie mouillée » et que ce fait seul de la sensation d'un liquide chaud a tout d'abord attiré son attention. Les choses se passent généralement ainsi :

Une petite tache circulaire apparaît, s'agrandit et forme une légère

---

(1) Polaillon, Société de méd. de Paris, *in* Gaz. obstetr., octobre 1876
(2) Cité par Chailly, Tr. d'acc., 1842, p. 130.
(3) Traité d'acc., t. I, p. 559.
(4) L. Christianus Fredericus Garmannus, *in* Misc. nat. cur. Dec. I, ann. III, obs. 204, 1781.
(5) Manuel d'accouchements, t. I, p. 343.
(6) Arch. gén. de méd., 1re série, v. XIV, p. 609.

ecchymose mal circonscrite, semblable à celles dont nous nous sommes occupé tout à l'heure ; la veine avait cédé et laissé passer une petite quantité de son contenu sous la peau. L'épiderme qui avait seul résisté se déchire et le sang s'écoule sans amener de sensation douloureuse, même souvent à l'insu de la malade.

Ces petites taches ecchymotiques sont parfois assez nombreuses, mais il est rare que plus d'une s'ouvre à la fois. On conçoit que la plus légère violence extérieure puisse produire la rupture.

Si ces infiltrations sanguines ne sont pas plus étendues, c'est que, comme l'avait déjà compris J.L. Petit (1), il existe le plus souvent une induration du tissu cellulaire, une adhérence de la veine à la peau, qui en arrêtent nécessairement le progrès.

Chez quelques sujets, elle est précédée pendant quelques jours d'une douleur peu vive et d'une inflammation très superficielle et très limitée. On a aussi noté des démangeaisons insupportables.

Le sang sort tantôt en bavant, tantôt par un véritable jet. Sa quantité varie. Généralement cette dernière est très considérable ; l'hémorrhagie s'arrête rarement spontanément, à moins qu'il ne se produise une syncope.

Quelle que soit l'abondance de l'écoulement, dans la majorité des cas l'orifice qui livre passage au sang est imperceptible. A peine l'hémorrhagie est-elle arrêtée qu'il est souvent impossible de découvrir le point par où elle s'est faite, quoique la malade l'indique avec le doigt. Les bords de l'ouverture sont revenus sur eux-mêmes dès qu'ils n'ont plus été écartés par la pression du jet. Aussi cette ouverture se ferme-t-elle sans cicatrice visible, à moins qu'elle n'ait été le siège de suppuration ou que l'hémorrhagie ait eu pour point de départ un ulcère variqueux.

Tanner (2) pense que le sang provient exclusivement des extrémités. Lisfranc (3) professait qu'il venait aussi bien d'en haut que d'en bas.

La terminaison et le pronostic de ce genre d'hémorrhagie ont été jugés diversement par les auteurs. Delpech (4) trouve *inouï* qu'il puisse y avoir du danger, en raison de la syncope, et parce qu'il suffit,

(1) Traité des mal. des os, p. 525.
(2) On the signs and diseases of pregnancy. Lond., 1860.
(3) Revue médicale, 1827, t. III, p. 348.
(4) Précis des mal. chirurgicales, t. III, section 8, chap. I, art. 111.

dit-il, de la plus légère compression pour arrêter le sang. Boyer (1) ne paraît pas non plus en avoir apprécié la gravité quand il dit : « Une ou deux varices peuvent être rompues par l'accumulation du sang qu'elles renferment, d'où peut résulter une hémorrhagie copieuse sans inconvénient, même sans affaiblissement du sujet. » Il en est de même de J.-L. Petit (2), qui accompagne des réflexions suivantes une intéressante observation de rupture de varices chez une femme s'approchant du terme, où il n'y eut pas d'accidents. « Ce fait, dit-il, prouve que dans certaines circonstances l'ouverture des varices n'est pas dangereuse... Si la quantité de sang qui sortit des veines ne diminua pas les forces de cette femme, c'est parce que le sang qu'elle perdit n'était pour ainsi dire pas tiré de la masse ; il était renfermé dans les veines variqueuses hors des voies de la circulation et absolument inutile aux fonctions. Il est étonnant combien on peut tirer de sang des veines variqueuses sans que les malades s'affaiblissent. J'en ai tiré jusqu'à deux ou trois livres sans causer la moindre faiblesse. »

Evidemment, sans nous arrêter à discuter les théories de J.-L. Petit, nous pouvons dire que les auteurs que nous venons de] citer, en avançant que la perte de sang était généralement innocente, s'étaient appuyés sur un nombre trop restreint de faits.

Briquet (3) a réduit ces jugements à leur juste valeur et, quoique les cas de rupture suivis de guérison aient été moins souvent publiés que ceux qui se terminent fatalement, on peut dire que c'est là une complication grave des varices de la grossesse.

Il est certain que la constitution du sujet, le volume de la varice ouverte doivent avoir leur influence.

La faiblesse qui résulte de l'hémorrhagie est grande et si des soins rapides, qui malheureusement font défaut dans bien des circonstances, ne sont pas prodigués, la mort survient assez fréquemment. Aux sept cas que nous avons réunis dans cet article, nous devons ajouter un fait de mort subite causée par la rupture d'une varice du dos du pied (4).

J'ai trouvé rarement l'avortement signalé. Siebold (5) raconte l'his-

---

(1) Traité des mal. chir. et des opérations qui leur conviennent, 1818, vol, II, p. 284.

(2) J.-L. Petit, Mal. des os, p. 525.

(3) Mém. cité, Arch. gén. de méd., 1re s., t. VII, p. 200 et suiv.

(4) Storch, Krankheiten der Weiber, p. 109, 110.

(5) Cité par la Bibl. des méd. prat. (Fabre), t. I, Mal. des femmes, p. 96.

toire d'une femme grosse qui, à la suite d'une blessure de la malléole, eut une forte hémorrhagie suivie de convulsions et de syncope, et qui finit par avorter. J'ai parlé moi-même à propos des thrombus de la jambe d'un accouchement prématuré dont la cause cependant est restée douteuse à mes yeux.

La rareté de cet accident consécutif à l'hémorrhagie tient à ce qu'en général la rupture se produit presque toujours après le cinquième mois. Quand il survient, comme c'est la règle, dans les deux derniers mois de la gestation, ou bien il y a guérison, ou bien la mort survient trop vite pour que l'accouchement prématuré ait le temps de s'effectuer

Les moyens d'arrêter l'écoulement de sang sont simples et leur application presque toujours suivie de succès, quand ils sont employés en temps utile.

Une femme qui porte des varices pendant la grossesse devrait toujours être prévenue par son médecin de ce qu'elle devrait faire en cas de rupture subite. Quand on songe que la plus légère notion, le conseil le plus élémentaire peut sauver la vie à deux êtres, on ne saurait trop insister pour que toutes les précautions soient prises pour éviter un événement aussi grave.

En attendant le médecin, il suffit quelquefois de se contenter d'appuyer fortement le doigt sur l'orifice qui livre passage au sang. Dans un cas publié par A. Simpson (1) la malade eut la présence d'esprit de pratiquer cette compression jusqu'à l'arrivé du médecin.

C'est le bon sens qui dicte ce procédé d'hémostase. — Il est complété par la compression méthodique, constituée par des bandes roulées, ou par ce moyen aidé de linge brûlé, d'amadou, de substances styptiques ou coagulantes (sulfate d'alumine, perchlorure de fer, etc.)

Cette compression réussit dans la plupart des cas, même quand la perte de sang a été considérable, comme dans le fait publié par Forestus (2) où la malade, malgré une hémorrhagie effroyable et une syncope prolongée, finit par se remettre et accoucha heureusement à terme.

Pour que la compression réussisse il faut qu'elle soit bien égale et associée au placement du membre sur un plan incliné, le pied étant

(1) Edinb. med. Journ., février 1865, vol. X, p. 720, Death from rupt. of varicose veins in the lower extremity.

(2) Liv. XXIX, obs. XXIV, et Journ. génér. de méd., novembre 1829, p. 206.

maintenu élevé. Tanner (1) pensant que le sang venait exclusivement des extrémités, conseille de pratiquer la compression au-dessous du point où se fait l'effusion. Nous avons reconnu, avec Lisfranc (2), que cette opinion était erronée et que l'existence de collatérales dilatées rend compte du cours rétrograde du sang, lors d'ouverture des varices.

Les paquets variqueux sont, en effet, souvent le confluent de veines variqueuses profondes qui échappent à la compression immédiate. La destruction des valvules dans les vaisseaux dilatés, leur insuffisance permettront aussi l'afflux du sang de haut en bas. Cette disposition rend compte de l'inefficacité de la compression que l'on est étonné de rencontrer. Murat a communiqué à l'Académie de médecine (3) la relation d'un fait où celle-ci a été tentée en vain. Un chirurgien l'avait essayée sans succès. L'auteur que nous citons, appelé à la fin, avait trouvé la femme morte après avoir perdu une quantité considérable de sang.

Dans une discussion qui s'éleva au sein de l'Académie de médecine en 1827, à propos d'une observation d'hémorrhagie fatale communiquée par Amussat, on s'accorda à penser que le moyen d'arrêter ces hémorrhagies dangereuses serait d'établir une compression sur le membre, non pas seulement au-dessus et au-dessous de l'ouverture, mais dans toute son étendue, au moyen d'une compresse graduée établie sur la veine variqueuse. Ce moyen réussirait sans doute, mais il a l'inconvénient d'exiger une main exercée, et de demander un certain temps, pendant lequel la perte de sang peut épuiser la malade.

Gendrin conseille, en pareil cas, de recourir à un autre procédé bien plus simple, d'une efficacité certaine, et qui n'exige aucune habileté de la part de celui qui l'applique.

Ce moyen, permettant d'attendre que le chirurgien puisse établir une compression méthodique, devrait être indiqué aux personnes qui portent des varices, et par conséquent exposées à des accidents de la nature de ceux dont nous nous occupons.

Il consiste dans l'application d'une simple ligature au-dessus de l'ouverture hémorrhagique. Cette ligature doit être suffisamment serrée pour suspendre la circulation artérielle ; elle empêche aussi la circulation dans les veines où le sang cesse d'arriver aussitôt qu'il ne

(1) On the signs and diseases of pregnancy.
(2) Revue méd., t. III, p. 348, 1827.
(3) Séances de l'Académie de méd. du 12 juillet 1827 et Rev. med., t. III, p. 348, même année.

passe plus dans les artères. Par une action nécessaire sur les veines, elle empêcherait aussi le retour du sang contre la marche naturelle devenue possible par la dilatation des vaisseaux et par la destruction de ses valvules. Une fois maître de l'hémorrhagie on exercerait sur tout le membre une compression méthodique à laquelle en définitive il faudrait avoir recours.

Le moyen conseillé par Gendrin serait excellent, s'il n'avait l'inconvénient de déterminer des douleurs tellement insupportables qu'on est obligé de l'enlever avant la formation de caillots suffisants pour oblitérer les vaisseaux béants. Quoi qu'il en soit, on devra toujours y avoir recours, à défaut d'autres plus puissants. (Lesguillons, thèse déjà citée.)

Il y a deux ans, environ j'ai pu, la compression ordinaire étant inefficace, arriver à un très beau résultat par l'emploi de la bande d'Esmarch. Mais la sensation éprouvée par la malade a été des plus pénibles.

On est en droit de se demander si le chirurgien appelé avant Murat avait bien fait tout ce qui dépendait de lui pour se rendre maître de l'hémorrhagie.

En présence d'un cas grave, tout à fait au début de ma carrière médicale, j'ai employé avec succès la suture entortillée.

Obs. (personnelle). — Le 18 juin 1863 je suis appelé en toute hâte auprès d'une femme qui, me dit-on, perd tout son sang par une plaie de la jambe. Cette femme, très obèse, âgé de 23 ans, enceinte de six mois, à sa troisième grossesse, présentait sur les deux extrémités inférieures des varices volumineuses et qui la faisaient souvent souffrir. Un quart d'heure avant mon arrivée, un de ses enfants jouant avec elle se précipite sur la jambe droite de la mère ; aussitôt elle se sent inondée d'un liquide chaud ; elle regarde et tombe en faiblesse. On la couche et on serre le membre avec un mouchoir qui malgré la pression qu'il exerce est bientôt imbibé de liquide sanguin. A mon entrée, le lit en était inondé, je lave la jambe, applique le doigt sur la solution de continuité et pose un bandage roulé depuis les orteils jusqu'au jarret. Mais il ne tarde pas à être souillé, quoique j'aie placé la jambe dans une position inclinée de bas en haut — l'alcool, le perchlorure de fer ne réussissent pas mieux. — Je passe alors une épingle ordinaire sous la veine variqueuse au niveau de l'orifice, à 3 millimètres en dehors de celui-ci ; je la fais ressortir à même distance du côté opposé — et quelques huit de chiffre de fil commun asssurent la compression du vaisseau — l'arrêt de l'hémorrhagie fut instantané et la guérison complète au bout de quinze jours.

Ce procédé ne présente en général aucun danger. Il faut cependant veiller à ce que la veine tout entière soit comprise entre l'épingle et le fil constricteur ; car, dans le cas où il en serait autrement, surtout si le tissu cellulaire voisin est lâche, il pourrait se produire un thrombus. — Un moyen d'obvier à cet inconvénient est celui qu'a préconisé Erichsen.

Obs. — Une femme enceinte de quelques mois avait à la jambe droite des varices et entre autres une des veines était considérablement développée et saignant presque constamment, assez pour menacer de compromettre la vie. Il devenait nécessaire d'arrêter le sang ; Erichsen opéra selon son habitude en pareil cas, c'est-à-dire qu'il passa des épingles sous la veine et les lia sur un morceau de bougie de gomme élastique. Ce procédé réussit sans aucun inconvénient pour la pauvre femme (1).

L'ouvrage d'Erichsen (2) donne une figure de ce procédé que l'auteur ne propose que pour les faits pressants. Ce n'est certes pas l'habitude, dit-il, de pratiquer une opération même la plus légère sur une femme enceinte, mais dans le cas dont il s'agit cela était réellement nécessaire.

On pourrait encore répéter la même opération au-dessus et au-dessous de la solution de continuité, mais je pense que ce serait multiplier les causes de phlébite, inflammation qui pendant la grossesse, nous le verrons bientôt, a une grande tendance à se développer sous l'influence de la plus petite excitation.

Pour une rupture très peu étendue on pourrait en obturer les bords à l'aide d'une serre-fine un peu forte.

En résumé, ces modes opératoires doivent être réservés pour les cas exceptionnels et la compression, aidée d'applications réfrigérantes ou styptiques et de la position, suffit dans la majorité des cas.

BIBLIOGRAPHIE.

(Rupture des varices des membres inférieurs pendant la grossesse.)

Boyer. Traité des maladies chir. et des opérat. qui leur conviennent, 1818, V, II, p. 284. — Brich, Siebold journ., 1850, vol. XXVIII. — Briquet. Dissertation sur la phlébectasie. Arch. gén. de méd., 3e éd., t. VII, p. 200 et suiv. — Bryant. Med. Times and. Gaz., 13 août 1859. — Carpentier (de Roubaix). Arch. gén. de méd., 1re série, t. XIV, p. 609. — Crisp. Diseases

(1) Lancet, 15 août 1857, vol. II, p. 169.
(2) A Syst. of surgery.

of the blood vessels, p. 333. — Delpech. Précis des malad. chirurg., t. III, sect. 3, ch. 1, art. 3. — Forestus. Liv. XXIX, obs. XXIV et Journ. gén. de méd., nov. 1829, p. 206. — Garmannus (Chr.-Fred.) In Misc. nat. cur., déc. 1, ann. 3. obs. 204, 1781. — Gendrin. Obs. sur le danger des hémorrhagies produites par la rupture des veines des extrémités inf., in Journ. gén. de méd., 1827, t. C, p. 198 ; observations nouvelles, ibid., 1828, t. CII, p. 61. — Hasse. An anatomical description of the diseases of the organs of circul. and resp., 1846, p. 40. — Hogdson. Treatise on the diseases of arteries and veins (mal. des art. et des veines). Trad. fr., Paris, 1819, 2 vol. — Jacquemier. Manuel d'accouch., t. I, p. 343. — Lebrun. Nouv. biblioth. méd., 1827, t. II, p. 275. — Lesguillons. Des varices qui se développent pendant la grossesse. Th. de Paris, 1869, n° 152. — Lisfranc. Revue médicale, 1827, t. III, p. 348. — Moreau. Traité d'accouchem., t. I, p. 558. — Petit (J.-L.). Traité des maladies des os, p. 525.— Polaillon. Communication à la Société de méd. de Paris, reproduite par la Gaz. obstétric., octobre 1876.— Puchelt (J.-H.-B.). Das Venensystem in seinen Krankhaften, Verhältnissen, 1 thl., p. 100. — In Schmidt's Jahr. Rupture d'une varice pend. la gross.; mort, t. CXXXII, p. 183. — Siebold, cité par la Biblioth. du méd. pratic. (Fabre), t. I, mal. des femmes, p. 96. — Simpson (A). Edinburgh med. Journ., fév. 1865, t. X, p. 720 ; mémoire intitulé : Death from rupt. of varicose veins in the lower extremity. — Spiegelberg. Lehrbuch der Geburtshülfe, p. 250. — Storch. Krankeiten der weiber, p. 109, 117 ; Commercium literarium, novemb., 1734. — Tanner. On the signs and diseases of pregn., London, 1860 (1).

ŒDÈME.

Dès que la pression vasculaire est assez forte pour dépasser la pression extérieure qui s'exerce sur les parois veineuses, l'exosmose hydropique se forme (Jaccoud). C'est ce qui se passe fréquemment dans les dilatations variqueuses. La lenteur de la circulation veineuse amène une véritable infiltration séreuse de la partie. La dyscrasie gravidique favorise aussi cette production de l'œdème. Il n'est pas jusqu'à une disposition d'anatomie pathologique dans les veines qui ne joue ici un rôle. Cornil et Ranvier ont avancé que les faisceaux musculaires de la tunique moyenne se déplaçaient facilement les uns sur les autres et que les liquides pouvaient ainsi pénétrer dans le vaissseau ou en sortir ; ils expliquent l'accident que nous décrivons par cette perméabilité morbide du vaisseau. On a encore invoqué la pression produite par la tumeur variqueuse sur les troncs voisins ; mais cette cause toute physique ne saurait être admise, du moins en

(1) Budin rapporte dans sa thèse trois cas inédits suivis de guérison.

première ligne, car, dit Delpech, on voit d'énormes varices sans gonflement œdémateux du tissu cellulaire, tandis que des tumeurs peu volumineuses présentent cette complication.

Nous n'en dirons pas autant d'un autre genre de compression, celle que vers la fin de la grossesse l'utérus exerce sur les veines et qui, en dehors de la présence de varices, est capable de déterminer l'œdème dit mécanique, nécessairement et *a fortiori* quand les vaisseaux sont malades doit-elle conduire au même résultat; mais il ne faut pas oublier que ce mode de production n'a sa raison d'être que dans la dernière période de la gestation.

L'œdème variqueux peut se développer à la suite de dilatations simples, mais le fait est rare; au contraire, il est un des accidents les plus fréquents des dilatations variqueuses accusées; les varices ampullaires, suivant Cruveilher, en seraient souvent compliquées. Il se manifeste parfois dès le troisième mois de la gestation, mais généralement plus tard, il augmente à mesure que l'accouchement approche, avec des variations en plus ou moins qui dépendent de circonstances diverses (fatigue, station debout, marche exagérée, profession).

Lesguillon sa raconté dans sa thèse un cas curieux où l'œdème se montrait sur le membre opposé à une varice siégeant à la grande lèvre gauche. Peut-être existait-il du côté droit des varices profondes?

Le diagnostic en est, en général, facile. Quand il y a hésitation, l'analyse des urines, l'examen des fonctions du cœur, lèveront les doutes. Je dois pourtant citer le fait suivant comme ayant pu être une cause d'erreur.

Obs. (personnelle). — Mme T..., porteuse de journaux, est enceinte pour la deuxième fois, elle avait pendant la première grossesse des dilatations simples dans les deux membres inférieurs.

Cette fois, les varices n'ont fait apparition qu'au terme de cinq mois et n'ont rien offert de particulier jusqu'au septième. A ce moment, elle reçoit une pluie abondante et rentre chez elle glacée; elle se met au lit, parvient à se réchauffer. Le surlendemain, elle me fit appeler, accusant un sentiment de tension dans les extrémités inférieures; je lui trouvai en effet les jambes gonflées, œdémateuses et j'étais porté à attribuer ce phénomène à la présence des varices qui sillonnent le genou et la cuisse du côté gauche et la jambe du côté droit. Je fus cependant frappé d'une certaine mollesse, d'un état pâteux de l'infiltration qui n'est pas habituel dans l'œdème variqueux.

Mon regard se porta sur les paupières et elles me parurent un peu bouffies, les urines chauffées me donnèrent un précipité caractéristique de flocons albumineux.

Ainsi, voici un cas, où à la suite d'une exposition au froid humide, il s'est développé une congestion rénale, puis une néphrite albumineuse qui aurait pu passer inaperçue pendant un certain temps, grâce à la coïncidence de dilatations variqueuses.

Dans l'œdème variqueux, les téguments s'affaissent sous la pression du doigt, mais il est de toute nécessité que celle-ci soit forte et prolongée pour qu'ils en conservent l'empreinte. Il n'affecte généralement que le pied et la jambe et n'est pas généralisé comme dans la phlegmatia alba dolens et comme dans l'œdème brightique, dans celui des affections cardiaques. La position horizontale le dissipe d'ordinaire, s'il n'est pas associé à cette induration profonde que nous avons décrite comme accompagnant les varices très étendues. Il n'existe plus le matin, mais reparaît dans la journée, et est de nouveau complet le soir (1).

L'œdème, complication bénigne, ne réclame pas de traitement spécial; la position horizontale, le repos ou tout au moins un exercice très peu modéré, l'usage d'une ceinture abdominale dans les derniers temps, sont les seuls conseils à donner aux personnes qui en sont atteintes. En résumé, ils consistent à faciliter ou à régulariser, autant que faire se peut, la circulation en retour.

ECZÉMA.

En dehors de toute dilatation variqueuse, la grossesse est pour

---

(1) « L'œdème qui accompagne les varices superficielles doit être bien distingué de l'augmentation de volume de la jambe qui existe lorsqu'il y a des varices profondes. Dans les deux cas, la fatigue augmente le volume du membre inférieur; mais tandis que dans l'œdème la pression exercée sur le pied et sur la face interne du tibia laisse une empreinte plus ou moins marquée, elle peut n'en pas laisser dans les cas de varices profondes; de plus, tandis que dans l'œdème le pied est la partie qui la première augmente de volume, dans le cas de varices profondes que nous avons observé, le pied du côté malade présentait les mêmes dimensions que celui du côté sain, l'exagération des diamètres ne portait que sur la jambe et en particulier sur le mollet. Enfin, la résistance à la pression est bien plus grande dans les cas de varices profondes que dans les cas d'œdème. Ces signes pourraient cependant ne plus avoir une valeur aussi grande si, comme cela peut être supposé, l'œdème venait s'ajouter aux symptômes des varices profondes, la distinction serait alors plus difficile. » (Budin, thèse d'agrégation. Des varices chez la femme enceinte, 1880.)

A. Hardy (1) une cause prédisposante réelle de l'eczéma. Quand il existe des varices, les démangeaisons qu'elles font naître portent les malades à se gratter, l'irritation de la peau qui en est la conséquence devient une cause efficiente de l'éruption. Il ne serait pas impossible que l'altération des tissus cutanés et sous-cutanés puisse aussi en favoriser l'apparition. Ajoutons que la sécrétion plus considérable de sueur, résultant des appareils de compression souvent usités, contribue singulièrement à le développer.

Outre ces causes locales, la plupart des auteurs admettent une cause plus générale, et l'irritation que je viens de signaler ne fait que déterminer les manifestations d'un principe diathésique qui n'attend qu'une occasion pour se révéler ou se réveiller.

La variété observée ordinairement est l'eczéma simple; il présente la forme subaiguë ou chronique, disparaît après l'accouchement et se renouvelle quelquefois dans une grossesse ultérieure; il laisse après la grossesse une coloration brune de la peau qui persiste souvent indéfiniment.

Les vésicules d'eczéma déterminent des démangeaisons, les femmes cèdent au besoin invincible de se gratter, et il en résulte quelquefois une perte de substance superficielle qui mène à l'ulcère variqueux.

ÉRYSIPÈLE.

Nous dirons peu de chose de l'érysipèle parce que cette complication n'a rien de spécial dans les circonstances que nous étudions. Il se développe la plupart du temps sous l'influence du froid humide, ou succède à un ulcère variqueux; sa marche est lente et chronique, il s'accompagne, en général, d'une réaction très peu marquée. Sa coloration est livide et la peau se mortifie quelquefois par place pour donner naissance à un ulcère variqueux. Dans des occurrences exceptionnelles, il est le point de départ d'un phlegmon circonscrit ou diffus et d'abcès multiples situés le long des veines. Il ne faut pas le confondre dans ces cas avec les périphlébites que nous décrivons plus loin; il a du reste avec cet ordre d'inflammation les connexions les plus intimes.

Le pronostic de l'érysipèle pendant la grossesse est donc sérieux, surtout s'il est accompagné de fièvre et de troubles généraux, témoin le fait que je joins ici.

---

(1) Nouveau Dict. de méd. et de chir. pratiques, art. Eczéma, t. XII.

Cazin.   5

OBS. (personnelle). — Le 4 mai 1864, je suis appelé en consultation par mon excellent confrère le Dr B... pour une de ses parentes qui, arrivée au septième mois d'une cinquième grossesse, avait été prise subitement trois jours auparavant de fièvre, délire, etc., dont on ne soupçonnait pas la cause. Rien, en effet, n'indiquait une infraction au régime ou une imprudence ; dans une grande position de fortune, cette dame était entourée de tous les soins désirables. Le pouls n'était pas cérébral, et les organaganes thoraciques et abdominaux étaient sains, et pourtant le thermomètre donnait dans l'aisselle 40°,5, et le pouls était à 132. Il y avait pourtant des phénomènes typhoïdes et un délire tel qu'on ne pouvait tirer de la malade aucun renseignement sur la présence ou l'absence de douleurs qui auraient pu mettre sur la voie; en interrogeant la belle-sœur de la malade, j'appris qu'à partir de la seconde grossesse elle portait des varices qu'elle cachait avec soin par coquetterie. Je relevai la couverture et nous constatâmes que tout le membre inférieur droit était le siège d'un érysipèle intense, de coloration rouge brunâtre, s'arrêtant à mi-cuisse par un bourrelet caractéristique, il n'y avait pas d'ulcère variqueux. Prescriptions : onguent napolitain belladoné en frictions; léger laxatif, potion au sulfate de quinine (0,60) et alcoolature d'aconit (2 gr. 50), à prendre de deux heures en deux heures.

Le lendemain il n'y avait pas de mieux; l'érysipèle s'était étendu jusqu'au pli de l'aine, le pouls atteignait 140; la pression sur le membre affecté ne paraissait pas susciter de vives douleurs, ou du moins la malade étrangère à tout ce qui l'entourait n'en témoignait rien. Cependant de temps en temps, toutes les dix minutes, elle s'agitait dans son lit. Cette particularité me fit pratiquer le toucher vaginal et je trouvai le col un peu dilaté et la poche des eaux faisant une légère saillie; la nuit suivante, elle accouchait d'un enfant qui vécut quatre heures.

La mort eut lieu le 5, à 10 heures du matin.

L'autopsie n'a pu être faite.

Je dois ajouter qu'il n'existait dans la ville aucune épidémie de fièvre puerpérale, et que la malade n'avait visité aucune personne affectée d'érysipèle; elle n'avait pas non plus été à l'hôpital où elle avait l'habitude de visiter les pauvres.

J'ai tenu à reproduire brièvement ce cas, parce qu'il montre que l'on ne saurait être trop réservé, quand on a à formuler un pronostic en cas d'érysipèle d'origine variqueuse pendant la gestation.

ULCÈRE VARIQUEUX.

L'ulcère variqueux, si fréquent chez les hommes, est assez rare pendant la grossesse, puisque, sur 47 cas, Lesguillons ne l'a noté que

2 fois. Il ne se rencontre presque jamais, pour ne pas dire jamais, quand il n'existe que des dilatations simples. Il est exceptionnel de l'observer dans les premières gestations, ce n'est guère que lors d'induration étendue des tissus et après des grossesses répétées qu'il apparaît, à moins que la profession n'en favorise le développement.

D'abord, l'épiderme paraît seul détruit, le fond est rouge, l'ulcération est superficielle, mais il s'accroît bientôt en surface plutôt qu'en profondeur et se présente sous l'aspect d'une plaie irrégulière, à bords durs et taillés à pic, à fond livide, souillé de sérosité sanguinolente, à suppuration sanieuse et fétide.

Son siège de prédilection est le voisinage des malléoles et la partie interne du membre plutôt que l'externe.

Tout autour, surtout chez les sujets qui ne prennent aucun soin, les tissus circonvoisins sont enflammés dans un rayon plus ou moins considérable. La peau est tendue, luisante, rouge et même lie de vin.

L'ulcère paraît profond à cause du gonflement des bords, le fond est sale et couvert de parties grisâtres qui sont constituées par des lambeaux sphacélés.

Nous n'insisterons pas beaucoup sur ces détails, parce que les ulcères variqueux de la grossesse ne diffèrent que par leur rareté relative des lésions semblables observées chez l'homme.

Comment l'ulcération s'engendre-t-elle? Quelques pathologistes pensent que le point de départ peut être un caillot sanguin formé dans la varice, lequel, agissant comme un corps étranger, y détermine une inflammation ulcérative, irrite aussi la peau et se fait jour au dehors. La fibrine coagulée laisse vide le vaisseau qui ne tarde pas à sécréter une sérosité trouble, et la solution de continuité, au lieu de se fermer, s'agrandit. Quelquefois l'ulcère ne consiste qu'en une petite fistule qui conduit à la veine (Vidal de Cassis) (1), et qu'on rencontre particulièrement à la face interne du membre.

Sans se rattacher à une oblitération vasculaire, l'ulcère variqueux peut survenir primitivement dans les points où l'irritation est chronique, la circulation entravée, incomplète, les lymphatiques comprimés, l'imbibition de sérosité souvent considérable; on conçoit que de tels tissus se trouvent dans des conditions de vitalité affaiblie les plus favorables à la formation d'une ulcération ou à l'entretien des

(1) Pathol. externe, 1851, t. II, p. 43.

solutions de continuité dont ils sont frappés. La présence des varices est en effet un grand obstacle à la cicatrisation.

Selon Cornil et Ranvier (1) l'ulcération est due à de petits foyers de suppuration qui se réunissent. L'extension de ces ulcères, parfois si considérables, est liée aux lésions du tissu cellulaire de toute la région variqueuse. Lorsqu'on dissèque une jambe dans de pareilles conditions, on trouve au milieu du tissu lardacé, de petits îlots de suppuration au voisinage des ulcères.

Ces derniers sont quelquefois causés par l'érysipèle, l'eczéma ou la phlébite. Il arrive qu'une cicatrice ancienne se rouvre et qu'un ulcère guéri se reproduise pendant une grossesse suivante. S'il a persisté après l'accouchement, on observe qu'une nouvelle gestation y fait naître des phénomènes de phlogose, caractérisés par des démangeaisons, de la rougeur, et même quelquefois des hémorrhagies, plus fréquentes dans ces conditions que dans l'état de vacuité. Nous avons vu à propos des ruptures, que ces dernières ne reconnaissent pas souvent d'autre source et que l'extension de l'absorption moléculaire ulcéreuse peut gagner une veine assez importante pour mettre la femme en danger.

De même que l'ulcération peut succéder aux phlébites, on a constaté, surtout si elle n'a pas été bien soignée, qu'elle cause des phlébites à son tour. Il peut se faire cependant que l'ulcère variqueux soit d'une grande bénignité et on en a cité des cas qui, même pendant la grossesse, ont guéri avant que la femme n'arrive à terme, par le repos combiné avec des topiques appropriés. Le traitement des ulcères variqueux pendant la grossesse est le même que celui qui est mis en usage dans les conditions ordinaires, repos, soins de propreté, compression (plaques de plomb, bandelettes de diachylum par la méthode de Baynton, etc., etc.).

Nous renverrons sur ce sujet aux traités classiques et aux travaux spéciaux inscrits à l'index bibliographique.

BIBLIOGRAPHIE

Ulcère variqueux.

FAURE. Trait. chir. des varices et de l'ulc. variqueux. Th. Paris, 1868, n° 37. — GAUDARD. Etude critique sur l'ulc. variq. Th. Paris, 1872, n° 249. —

(1) Manuel d'anatomie hist., p. 578.

Home (Everard.) Pract, obs. on treat. of ulcers of the leg. Lond., 1797. — Lambossy. Varices et ulc. des jambes. In-8, Paris, 1855. — Pardieu. Des varices et de l'ulc. variqueux. Th. Strasb., 1867, n° 226. — Picard. Etude clin. sur l'ulc. variq. Th. Paris, 1873, n° 11. Plus, tous les traités de pathologie externe.

COAGULATION DU SANG DANS LES VEINES VARIQUEUSES.

Les phénomènes qui caractérisent la thrombose veineuse et la migration des caillots, pendant la grossesse et les couches, lorsqu'il existe des varices, ne présentent pas, à proprement parler, de caractères particuliers.

Aussi ne donnerons-nous pas à l'étude de cette question un grand développement. Nous nous contenterons d'un exposé rapide que l'histoire des phlébites variqueuses traitée dans l'article suivant viendra compléter.

Les recherches de Cruveilhier, de Virchow, de Rindfleish, de Benj. Ball, de Charcot, d'Humphry, de Richardson, etc., ont établi que la coagulation du sang dans l'intérieur des vaisseaux peut être favorisée :

1° Par l'arrêt ou la stase de la circulation ;

2° Par un obstacle mécanique autour duquel le caillot se dépose ;

3° Par un état morbide du sang lui-même.

1° En supposant que la quantité de liquide soit la même, la circulation est d'autant plus lente que le diamètre des vaisseaux est plus considérable. Or, dans les varices non seulement le diamètre des varices malades est augmenté, mais nous les avons vues flexueuses, entortillées, sacciformes et offrant quelquefois de véritables diverticules ne communiquant avec le torrent circulatoire que par un très petit orifice. Ce sang, soustrait en partie à l'impulsion qui préside à sa progression normale, est dans des conditions très propres à produire la coagulation.

Dans les derniers mois de la grossesse, la compression par l'utérus vient encore constituer une cause de ralentissement du cours du liquide sanguin.

2° « On sait que la fibrine ne préexiste pas dans le sang ; elle se forme au moment même où elle se coagule, et cela par le dédoublement d'une matière protéique fluide qui fournit en se décomposant de la fibrine concrète et de la fibrine dissoute. Cette matière, désignée sous le nom de plasmine par Denis (de Commercy), a été nommée substance fibrinogène par Virchow et Al. Schmidt. Les recherches de ce dernier ont établi que, de toutes les substances capables de produire le dédoublement de la plasmime, la plus puissante est la globuline, contenue dans les hématies ou globules rouges du sang; elles ont montré en outre que si la coagulation n'a pas lieu à l'état normal dans l'intérieur du système circulatoire, malgré la présence de la plasmine et de la globuline, c'est parce que la paroi vasculaire vivante et saine a la propriété d'annihiler l'action dédoublante de la globuline en la décomposant elle-même, ou en la transformant en substance fibrinogène. Quoi qu'il en soit de cette dernière partie de la théorie, il est certain que l'intégrité de la paroi vasculaire est nécessaire pour maintenir le sang liquide (1). »

L'intégrité des parois vasculaires est donc une des conditions nécessaires pour conserver au sang sa fluidité et, ainsi que le dit Chabenat (2), la nature a tapissé ces parois d'une couche épithéliale, sorte de vernis organique bien favorable au glissement rapide de la colonne sanguine.

Une expérience de physiologie bien connue nous apprend que plus un vase est poli, moins le sang contenu dans ce vase se coagule avec facilité, mais que si on vient à y placer des corps étrangers, la fibrine se dépose rapidement sur ces corps. Les choses se passent de la même façon dans les vaisseaux. Tant que la tunique interne conserve son poli, le sang qui n'est pas altéré ne s'y coagule pas. Pour peu que le contraire ait lieu, s'il existe par exemple des enfoncements, des rugosités, des saillies, la fibrine se fixe aux aspérités. On arrive au même résultat si on introduit, dans un but expérimental, des fils dans les veines des animaux. C'est même, disons-le en passant, cette particularité qui a inspiré à un chirurgien anglais, dont le nom m'échappe, l'idée de faire pénétrer des crins de cheval à l'intérieur des anévrysmes artériels, dans l'espérance d'y déterminer la formation de caillots obturateurs.

Or, si on se rapporte à ce que nous avons dit de l'anatomie pathologique des varices, on verra que les conditions que je viens de décrire sont réunies; comme autour des fils placés dans les veines des animaux, une première couche de fibrine se concrète sur les points frap-

(1) G. Sée, Leçons de path. expérimentale ; Paris, 1866, Du sang et des anémies.

(2) De la mort subite par embolie pulmonaire dans les varices enflammées. Th., Paris, 1874, n° 21.

pés de desquamation, ou sur les brides, ou sur les franges flottantes, derniers débris des valvules détruites. Une seconde couche se dépose sur la première et ainsi de suite, jusqu'à ce que le coagulum vienne obturer la totalité de la lumière de la veine.

3° L'état morbide du sang est la troisième cause que nous avons à étudier. L'hypérinose se rencontre, on le sait, dans bon nombre de maladies, le rhumatisme articulaire aigu, certaines fièvres, après les opérations, et surtout celles qui ont donné lieu à d'abondantes hémorrhagies (1); mais c'est surtout pendant la puerpéralité que se trouve réuni cet ensemble de causes favorisant la thrombose.

Il existe peu d'états généraux, en effet, où on rencontre, du côté du sang, un plus grand nombre de conditions productrices de la coagulation, où elles s'associent pour arriver à un résultat commun.

Nous n'avons d'abord qu'à invoquer cette hyperfibrination du sang que je viens de rappeler et qui accompagne les grossesses normales.

En second lieu, nous trouvons les phénomènes qui suivent la délivrance. L'hémorrhagie, qui se montre quelquefois après elle, vient encore augmenter la dyscrasie sanguine. Il est d'observation que la phlegmatia alba dolens se rencontre souvent chez les malades qui ont perdu beaucoup de sang pendant ou après le travail. Merriman, cité par Leichmann (2), a signalé sa fréquence après les cas de placenta prævia.

En dernier lieu, le mouvement d'involution dont l'utérus, si largement hypertrophié tout à l'heure, devient le siège actif, doit charger le sang d'une quantité inaccoutumée de matériaux de [désassimilation, tant que dure le processus régressif et atrophique, c'est-à-dire pendant toute la période puerpérale.

La prédominance des globules blancs dans le sang des femmes enceintes et des accouchées doit aussi avoir son action. A. Ollivier et Ranvier (3), avec Forster, pensent que cet excès, dans les cas de lencocythémie, grâce à l'état rugueux et au pouvoir adhésif des lencocytes, peut amener une gêne circulatoire et entraîner la formation de thromboses. Par analogie et par extension, nous pouvons supposer qu'il en est de même, à un moindre degré toutefois, pendant la gestation.

_____

(1) Fayrer. Edinb. med. Journ., March 1861. — Ind, Annals of med. July 1867.

(2) Syst. of obstetrics, p. 710.

(3) *In* Comptes rendus et Mém. de la Soc. de biol., t. III, p. 24, 1866. — Arch. de physiol., t. II, p. 407, 1869.

Si nous abordons l'ordre pathologique, nous nous trouvons en face d'un état dyscrasique mal déterminé encore, l'inopexie, dont j'ai déjà parlé, création tout à fait hypothétique; cette disposition à la coagulation, en dehors même de l'hypérinose, serait selon Dance (1), Andral (2), Virchow, Hervieux (3), surtout causée par l'absorption de matières septiques et de liquides utérins par les veines de l'utérus.

Tel est le faisceau de causes amenant la thrombose dans les varices, tant pendant la grossesse que durant les couches.

C'est à dessein que j'ai parlé tout à l'heure de la phlébite. Ce n'est pas ici le lieu de reproduire les arguments mis en avant par les partisans de la théorie considérant le caillot comme cause d'inflammation, et ceux des défenseurs de celle qui le reconnaît comme un effet. Nul doute que la phlébite, spécialement la variété qui a son siège sur la membrane interne des veines ou *endophlébite*, ne joue un rôle prépondérant dans la coagulation sanguine.

Les observations nombreuses que nous résumons dans un chapitre suivant en font foi. Mais la discussion approfondie des idées de Virchow et de celles de l'école française nous entraînerait trop loin et constituerait un véritable hors d'œuvre. Nous renverrons le lecteur aux travaux récents, et particulièrement à la thèse de Barbanceys (4) qui est pleine de faits et d'une érudition de bon aloi.

Ainsi, au point de vue clinique, on peut admettre qu'une affection préalable du vaisseau n'est pas nécessaire pour que le sang se coagule dans son intérieur. Lorsque ce fait se produit, les varices deviennent dans une certaine étendue résistantes et incompressibles, pas très douloureuses à la pression. Elles perdent cette extrême élasticité qui leur permettait de s'aplatir sous la moindre pression.

Tantôt cette coagulation ne se dénote par aucun symptôme, tantôt elle détermine de la phlébite ou un ulcère variqueux. D'autres fois c'est un moyen que prend la nature pour amener la guérison des varices par obturation complète du calibre vasculaire. Ce résultat obtenu, le caillot peut se résorber en partie et la veine devient plus dure et plus mince.

Velpeau nie la possibilité de cette terminaison par guérison spon-

(1) Arch. gén. de médecine, 1828, p. 140.
(2) Traité de pathologie.
(3) Traité clinique et pratique des mal. puerp., 1870.
(4) Etude sur la coagulation du sang dans les veines. Th. Paris, 1870, p. 114.

tanée, si éminemment favorable; il pense qu'à une époque plus ou moins éloignée la varice se reformera.

Un des accidents les plus formidables de la thrombose veineuse est l'embolie. Elle est constituée par la séparation d'une portion de caillots détachée d'une masse fibrineuse intra-vasculaire. Cette séparation est due aux changements qui se produisent pendant les métamorphoses régressives qui préparent son absorption.

La mort subite attribuable à la migration d'un fragment de caillot dans l'arbre pulmonaire est plus fréquente pendant la grossesse que dans les autres conditions de la vie de la femme, — c'est surtout, et ce que nous avons dit de la composition du sang le fait assez prévoir, pendant les couches que cet accident se produit. Mais elle n'a pas été assez souvent observée dans les circonstances qui ressortissent à notre question, avec la présence de varices, pour que nous puissions lui consacrer un paragraphe détaillé. Nous n'en avons, en effet, trouvé qu'une observation bien évidente dans la science. Mais le raisonnement, l'analogie font supposer que dans beaucoup de cas publiés de mort subite par caillot migrateur pendant l'état puerpéral, on avait omis de signaler l'existence de varices, pensant que ce détail était très secondaire. — Je rappellerai la thèse complète de Chabenat à laquelle j'ai déjà eu l'occasion de faire plus d'un emprunt, et je renverrai aussi à un travail que Barella (1) a publié sur les varices considérées dans leurs rapports avec l'embolie.

Nous allons, en consacrant à l'étude des phlébites variqueuses une place plus étendue, compléter ce que notre chapitre des coagulations a nécessairement d'écourté.

BIBLIOGRAPHIE

Coagulation du sang dans les varices.

ANDRAL. Traité de pathologie. — ARAN. Des morts subites. Th. de conc., 1853. — AZAM. De la mort subite par emb. pulm. dans les traum, *in* Bull. de l'Ac. de m., 1864, t. XXIX; congrès méd. de Bord. — BALL. De l'emb. pulm. Th. Paris, 1862. — BARBANCEYS. De la coag. du s. dans les veines. Th. Paris, 1870.— BARELLA. Sur les varices considérées dans leurs rapports avec les embolies. Ac. méd. belge, séance du 29 av. 1876. — BARON. Mort sub. par obstr. de l'art. pulm. *in* Arch. gén. de méd., 1828, t. III. — Bertin.

(1) Acad. de méd. de Belgique, séance du 29 avril 1876.

Etude critique de l'emb, dans les vaiss. art. et vein. Montp., 1869.—BICHAT.
Recherches phys. sur la vie et la mort. — BOUCHUT. Mém. sur la coag. du
sang. dans les cach. et mal. chron., *in* Gaz. méd., Paris, 1845. —BUCQUOY.
Des concrétions sanguines. Th. d'ag., Paris, 1863.— CHABENAT. De la mort
subite par emb. pulm. dans les var. enfl. Th. Paris, 1874, n° 21.—CHARCOT
et BALL. Sur la mort. sub. et la mort rap. à la suite de l'obl. de l'art. pulm.
par des caillots de sang, dans le cas de phlegm. alb. dol, et de phl. oblitér.
en gén., *in* Gaz. hebd. de méd. et de chir., 1858. — CLINTOCK (Mac). De la
mort sub. dans l'état puerpéral. Dubl. med. Press, 1852.— COHN. Klinik der
Emb., Geüfsskrankeiten. Berl.,1860. — CRUVEILHIER. Trait. d'an. path. gén.,
Paris, 1852, t. II. — DANCE. Arch. gén. de méd., 1828, p. 480.— DAWSON.
De la mort sub. des f. en couches. Th. Paris, 1859. — DEHOUS. Essai sur
les m. sub. pendant la gross., l'acc. et l'état puerp. Th. 1854. — DEVILLIERS.
Obs. de m. sub. au début du trav. Rev. méd., 1853. — DRAPER MACKINDER.
Mort sub. 17 j. après l'acc. par obl. de l'art. pulm., *in* Trans. of. obst.
Soc. of London, 1860. — DUBREUILH. Des morts sub. dans l'état puerp. Gaz.
hebd., 1857. – JACCOUD. Tr. de path. int., Paris, 1869 t. I. — JACQUEMET. Sur
le méc. de la m. dans les cas d'emb. pulm. Congrès méd. de France ; Lyon,
1864, p. 6. — FELTZ. Etude clin. et expér. des emb., 1868 ; 2ᵉ éd., 1870. —
FRANÇOIS. Essai sur les gangr. spontanées. Th. Paris, 1832. — FRITZ.
Obl. métastatique des art. pulm. Union méd., 1857, n° 54. — HARDY. Rech.
sur les concr. formées pend. la vie dans le cœur et les gros vais. Th. ag.,
Paris, 1838. — HECKER. De l'obl. de l'art. pulm. comme cause de m. sub.
après l'acc. Union méd., 1855. — HERVIEUX. Traité clinique et pratique des
mal.puerp., 1870. – LAIR (Marc). Des coag. du sang dans le syst. veineux.
Th. Paris, 1875, n° 60. — LANCEREAUX. De la thromb. et de l'emb., etc. Th.
Paris, 1862. ; Atlas d'an. pathol. — LANCISI. De subitaneis morbis, 1707.—
LASÈGUE. An. crit. du mém. de Virchow sur la thromb. et l'emb. Arch.
gén. de méd., 1857. — LEGRGUX. Concr. sang. dites polypif. dével. pend. la
vie. Th. Paris, 1827; Gaz hebd., Paris 1856-57, 1659.—LEISCHMAN. Syst. of
obstetr., p. 710. — LEMARCHAND. Etude sur quelques oblit. vasc. Th. Paris,
1862.—MORDERET. De la mort sub. dans l'état puerp. Mém. de l'Ac. de méd.,
1858. — MOYNIER. Des morts sub. chez les f. enceintes ou réc. accouch.,
Paris, 1858. — OLLIVIER et RANVIER. Compt. r. de la Soc. de biol., t. III,
1866, p. 245. Arch. de phys., t. II, 1869, p. 407.— PANUM. Arch. für pathol.,
etc., trad. dans Arch. gén. de méd., 6ᵉ série, t. XXV.—RICHERT. Des thromboses vein. et de l'emb. pulm. Th. Str., 1862. — VIRCHOW. Gesammelte
Abhandl. Berlin, 1864.; Pathol. cell., trad. Picard, Paris, 1858. — WALLER,
de Prague), *in* Arch. gén. de méd. 1848, t. XVIII, p. 462.

PHLÉBITE VARIQUEUSE.

L'importance de l'article Phlébite m'a engagé à en scinder l'étude
en deux paragraphes principaux, ayant trait l'un, *A*, à la phlébite pendant la grossesse, l'autre, *B*. à la phlébite puerpérale.

A. *Phlébite variqueuse des membres inférieurs pendant la grossesse.*

Pendant la grossesse, la phlébite est une complication rare des varices et l'on peut dire qu'elle ne présente pas alors de caractère bien particulier. Elle rappelle celle qui se produit chez les variqueux, même du sexe masculin. Les fatigues, les coups et contusions, les frottements répétés, le défaut de soins, l'action du froid (Briquet) peuvent la déterminer. Elle attaque plus souvent les malades qui sont affectés d'ulcères variqueux et qui ont subi l'influence des causes précitées ou ont appliqué sur leur ulcère des substances irritantes.

La phlébite peut être limitée à la veine ; dans ce cas les varices deviennent rondes, dures, sensibles à la pression dans leur trajet.

La peau qui les recouvre laisse voir une traînée rouge. Sous elle on sent un cordon induré de consistance variable, dur par places, plus mou en d'autres points, mais ne présentant jamais de vraie fluctuation.

Dans ces circonstances nous ne saurons trop recommander la plus grande réserve dans l'examen ; car on conçoit avec quelle facilité se formerait un embolus, si la pression était assez énergique pour déterminer le détachement d'une portion de caillot.

La résistance que le toucher perçoit tient à la formation de ce caillot, constitué, suivant les uns, sous l'influence de l'inflammation, précédant celle-ci, suivant les autres.

Le membre où se manifestent des douleurs spontanées est aussi le siège de fourmillement, de sensation d'engourdissement.

La marche de l'inflammation est, dans la majorité des cas, extensive et intermittente ; elle procède par poussées qui prolongent la maladie. Puis l'inflammation diminue et disparaît, surtout si un traitement approprié a été institué.

Le caillot peut alors présenter deux modifications particulières :

a. Il peut être résorbé quand la phlébite se termine par résolution vraie. Dans une observation, il est relaté que le caillot a été le siège d'une usure, d'une désagrégation qui a amené peu à peu le retour de la perméabilité des veines.

b. — Mais ce n'est pas toujours ainsi que les choses se passent : le plus ordinairement le caillot persiste après que l'inflammation s'est éteinte. On trouve alors sous le doigt une masse un peu consistante, comme séparée de la circulation veineuse. C'est qu'en effet les veines

---

(1) Virchow, Charcot, Humphry, etc., etc., voy. l'article Coagulations.

ne sont plus traversées par le sang et que le processus purement plastique de l'inflammation en a amené l'oblitération. C'est là ce que, depuis Hunter, on a appelé la phlébite adhésive.

Sans contredit, cette terminaison est la plus heureuse des phlébites en général et presque la règle pendant la grossesse, quoi qu'en ait pensé Blot, lorsqu'il communiqua à la Société de chirurgie les deux observations dont voici la substance et qu'il considérait comme des exceptions.

OBSERVATION — Femmes au septième mois de la grossesse; paquets variqueux enflammés, siégeant au jarret et à la malléole interne de la jambe droite. Cataplasmes, plan incliné. Chez une des femmes il constate en outre des varices du col utérin. Quinze jours après l'entrée à l'hôpital les tumeurs variqueuses sont guéries. L'accouchement ne présenta aucune particularité.

L'oblitération par caillot est loin d'être permanente. Chassagnac, Velpeau (1) croient que l'on a affaire à une guérison temporaire et nullement radicale et que petit à petit la circulation se rétablit.

Blot incline à penser que dans les cas qui lui sont personnels, il y a eu cure complète non par caillot, mais par adhésion directe des parois, condition dans laquelle la guérison a dû être définitive.

C'est cependant plus souvent par l'intermédiaire du coagulum sanguin que se produit l'obturation du calibre vasculaire.

Les détails dans lesquels nous venons d'entrer se rapportent à la phlébite limitée à la veine elle-même ou même à son intérieur (endophlébite). Mais il peut se faire et il arrive quelquefois que le tissu cellulaire situé autour du vaisseau participe à l'inflammation, il y a en même temps périphlébite.

Alors, une gaine rouge enveloppe la veine ; les parties molles voisines augmentent de volume et cachent en partie la saillie du vaisseau comme englobé dans une atmosphère d'induration, dans une gangue inflammatoire. Cette disposition donne à certaines nodosités variqueuses l'aspect de sangsues enfermées dans un linge (Hervieux) ou d'amas de vers de terre (Follin). La peau du voisinage semble hypertrophiée et il existe, aux environs des points phlogosés, un œdème qui peut envahir le membre tout entier. Si l'œdème existait auparavant, il peut s'accuser davantage, par le seul fait de l'inflammation des varices.

_____

(1) Société de chirurgie. Séance du 19 mars 1862, voyez Coagulation du sang, p. 115.

Des douleurs lancinantes se font sentir sur le trajet des veines, le membre est lourd, la marche impossible.

Le plus souvent, et c'est aussi ce qui différencie l'inflammation des varices avec périphlébite de celle par laquelle j'ai débuté, le plus souvent, dis-je, des symptômes généraux d'une intensité variable, mais jamais très sérieuse, viennent s'ajouter à cet ensemble de phénomènes locaux. Ainsi on peut constater un léger mouvement de fièvre, de la céphalalgie, de la courbature; le pouls est accéléré; de petits frissons se font sentir; il y a quelquefois une légère élévation de la température axillaire; la répétition des frissons, qui dans ce cas n'indiquent pas qu'il y a formation de pus, coïncident quelquefois avec l'envahissement de nouvelles nodosités, avec la propagation de l'inflammation à des portions plus ou moins étendues des veines variqueuses.

En général, tout rentre dans l'ordre après quelques jours, lorsque le repos absolu a été observé. Dans des cas exceptionnels, il se forme une petite tumeur inflammatoire chronique; la peau est modérément rouge; le tissu cellulaire péri-vasculaire induré et des douleurs, indices d'une menace de récidive de l'état aigu, parcourent de temps en temps le membre malade.

J'ai été témoin d'un fait assez curieux de phlébite subaïgue ayant débuté au 2me mois de la grossesse et présentant cette particularité que les exacerbations se produisaient périodiquement et semblaient coïncider avec le retour du moment où les époques auraient dû avoir lieu.

OBSERVATION (personnelle). — Mme W..., âgée de 35 ans, est accouchée deux fois aux Indes. Dans la deuxième grossesse elle a eu un peu de varices aux grandes lèvres des deux côtés. Enceinte pour la troisième fois, elle voit, au bout de six semaines environ, apparaître quelques varices au niveau de la malléole interne gauche.

Très mondaine, très courue, elle continue à fréquenter le monde et danse presque toutes les nuits. Sous l'influence de ces fatigues exagérées, elle commence, vers le second mois de cette gestation, à ressentir au bas de la jambe des douleurs, de la tension et de la rougeur. Appelé près d'elle, je constate une phlébite légère des veines entreprises par le développement variqueux; la dilatation ne me paraît pas appartenir à la saphène, mais à des veinules tributaires de ce vaisseau. Les trois ou quatre cordons qu'elles forment sont rouges, durs et sensibles à la plus légère pression. Du reste, pas de troubles de la santé générale. Quelques cataplasmes de fécule et un repos de six jours ont promptement raison de cette ébauche de phiébite.

Mme W... effrayée se soumet cependant à mes prescriptions et suit une vie plus calme ; une légère compression à l'aide d'une bande de flanelle appliquée selon l'art, par moi-même, soutient les vaisseaux de la jambe. Sans raison, sans cause appréciable, un mois plus tard, presque jour pour jour, les mêmes phénomènes éclatent et se calment avec la même facilité et ainsi de même jusqu'au septième mois.

Sans vouloir établir entre ces poussées inflammatoires et un molimen pseudo-menstruel possible, une corrélation absolue, je ne pus m'empêcher de constater le fait. J'ajouterai que j'appris alors de la malade elle-même que dans les deux grossesses précédentes elle avait vu ses règles jusqu'au cinquième mois.

Je ne pense pas que les auteurs, lesquels, du reste, se sont très peu occupés de cette partie de la science, aient tenté de rechercher à quelle époque de la grossesse la phlébite présentait le plus de gravité. Les observations publiées sont en si petit nombre que l'on ne peut tirer de leur lecture un profit bien considérable. Il est cependant raisonnable d'admettre *à priori*, qu'une phlébite développée dans le dernier mois de la gestation ou vers le moment du travail doit faire porter un pronostic plus sérieux (1). Du reste, et nous insisterons sur ce point en traitant des phlébites après l'accouchement, ce pronostic devra varier nécessairement, suivant que la maladie se déclare ou non sous l'influence d'un état puerpéral, ou dans un milieu où sévit une épidémie de cette nature.

Le travail lui-même n'aura d'action nocive que lorsque la phlébite aura envahi les varices des grandes lèvres, comme j'en rappellerai un cas. Quand le mal siège aux extrémités, l'accouchement et même la puerpéralité ne pourraient pas réveiller l'inflammation. Marquet (2) rapporte le fait d'une malade qui a été atteinte de phlébite variqueuse avant les couches chez elle et qui, entrée malade à l'hôpital Cochin, est accouchée quatre jours après sa guérison complète.

Le Dr Hervieux (3) qui a tant fait pour vulgariser l'étude des phlébites variqueuses, a publié aussi l'observation d'une malade qui a pré-

---

(1) Le Dr Devilliers, rapporteur pour les mémoires adressés pour le prix Capuron, s'exprime ainsi (Bulletin de l'Académie, t. IX, p. 432) à propos de mon travail : « Bien que la phlébite des varices reste en général bénigne, l'auteur a raison d'ajouter quoiqu'il n'en cite pas d'exemple, que le pronostic devient parfois grave lorsqu'elle se montre près de l'accouchement. Pour ma part, j'ai vu en ville une phlébite de la saphène interne qui s'était montrée quelques jours avant l'accouchement et qui, après celui ci, a été le point de départ d'accidents puerpéraux rapidement mortels. »

(2) Thèse de Paris. De l'inflammation spontanée des veines variqueuses chez les femmes enceintes et récemment accouchées, p. 17.

(3) Traité clinique des maladies puerpérales, 1870, p. 753-754.

senté des signes indéniables de phlébite avant ses couches, et chez laquelle la guérison ne s'est guère fait attendre. Après la délivrance. la résolution s'est opérée alors que l'on devait craindre l'aggravation des symptômes.

Les complications de la phlébite variqueuse de la grossesse ne sont pas nombreuses et comme on ne l'a pas rencontrée, que je sache, dans sa forme suppurative, on n'a jamais signalé l'infection purulente.

Une complication heureusement fort rare, que j'ai déjà fait pressentir en recommandant une entière douceur dans l'examen des varices enflammées, est l'embolie.

Cet effroyable accident, malgré de laborieuses recherches, ne me paraît pas avoir été l'objet d'études spéciales dans les circonstances qui nous occupent. Marc Chabenat, dans sa thèse inaugurale sur la mort subite par embolie pulmonaire dans les varices enflammées, ne cite qu'une observation se rapportant à une femme morte dans ces conditions à deux mois de grossesse. Nous étudions ailleurs la question de l'embolie dans les phlébites variqueuses, mais nous avons cru devoir reproduire ici le résumé de l'observation à laquelle il vient d'être fait allusion :

OBSERVATION.— Varices du membre inférieur droit. Phlébite et thrombose de la poplitée et de la fémorale. Embolie de l'artère pulmonaire. Mort subite.

Femme de 34 ans, enceinte de deux mois, portant aux jambes depuis sa dernière grossesse des varices peu volumineuses. Gêne des mouvements, œdème, sensation de chaleur, douleur dans l'aine au niveau de la veine fémorale, sur le trajet de laquelle on perçoit un cordon induré et sensible. Dans le milieu de la nuit la malade éprouve de l'angoisse, de l'étouffement et la vie s'éteint.

Autopsie. — Varices musculaires très prononcées dans l'épaisseur du mollet droit, saphènes interne et externe également variqueuses, mais moins que les profondes; veine poplitée dure, remplie de caillots fibrineux; veines fémorale et ilaque externe bourrées de caillots, les uns blanchâtres déjà avancés, les autres diffluents et noirs.

Le thrombose remonte dans la veine cave et se termine par un caillot à sommet déchiqueté.

Dans le cœur droit, on trouve un caillot fibrineux touchant l'orifice de l'artère pulmonaire. Dans la division gauche de cette artère on remarque de petits caillots grisâtres formés assurément avant la mort et à distance; poumon gauche affaissé et congestionné.

La lecture de cette observation nous amène naturellement à nous occuper d'une question on ne peut plus intéressante, je veux parler de la phlébite des veines profondes variqueuses.

Nous avons déjà dit combien devaient être fréquentes les varices profondes. Or, l'observation précédente est la seule où nous ayons rencontré la mention d'une inflammation développée dans cet ordre de vaisseaux. Nous pensons que ces faits sont moins rares qu'on ne l'a cru jusqu'ici. Des autopsies faites avec plus de soin, avec la connaissance des travaux récents, auraient probablement fait découvrir la coïncidence de la phlébite profonde avec la phlébite des veines superficielles variqueuses. Il est même admissible que dans bien des cas, où on a observé de l'œdème douloureux des extrémités avec certains phénomènes fébriles chez les femmes grosses, ne présentant pas de varices apparentes enflammées, on se trouvait en présence de faits pareils ; l'attention devra donc dorénavant être portée sur ce point. En attendant, on ne peut faire que des suppositions dont la science ne saurait se contenter, mais auxquelles le raisonnement prête une assez grande dose de possibilité.

Le traitement de la phlébite variqueuse pendant la grossesse est bien simple et le plus souvent la soustraction de la cause qui a présidé à son développement et le repos suffisent.

La position horizontale donnée au membre, l'application de cataplasmes de farine de lin, arrosés de laudanum, si la douleur est prononcée, l'enroulement du membre dans des compresses imbibées d'eau de Goulard, viennent aider à amener une résolution qui tend à se produire par les seules forces de la nature. Ce n'est que dans le cas de périphlébite que l'on devra avoir recours aux onctions avec l'onguent napolitain simple, belladoné ou opiacé.

Quant aux applications de sangsues, outre que rarement le degré de l'inflammation en réclame l'emploi, il se pourrait, ce me semble, qu'elles ne fussent pas exemptes de dangers, tant au point de vue de la déperdition de forces qu'elles amèneraient, qu'en ouvrant une porte à l'érysipèle qui n'a que trop de tendance à éclater sur un membre affecté de varices.

Le traitement général est ordinairement de peu d'importance ; il conviendra de prescrire une légère diminution de l'alimentation, exceptionnellement la diète aux bouillons.

L'intervention des agents pharmaceutiques devra se borner à l'administration de doses légères de sulfate de quinine, s'il se présente des frissons ; on pourra l'associer à l'alcoolature d'aconit à la dose de 1 gramme à 1 gr. 50 par jour. Enfin, s'il existe de l'embarras gastrique ou intestinal, un laxatif léger, la magnésie calcinée par exemple, est parfaitement indiquée.

B. — *Phlébite variqueuse puerpérale.*

Nous venons de voir que pendant la grossesse la phlébite des veines variqueuses avait le plus souvent, sinon toujours, un caractère de bénignité. Il n'en est plus de même lorsqu'elle se développe après l'accouchement.

Si cet acte ne paraît pas aggraver celles qui s'étaient montrées dans le dernier mois de la grossesse et si la guérison est rarement entravée par lui, les conditions dans lesquelles se trouve la femme pendant la puerpéralité impriment à la phlébite variqueuse un cachet pour ainsi dire spécial.

Et encore ici faut-il faire, eu égard au pronostic, une distinction suivant que la phlébite se déclare en dehors d'une épidémie de fièvre puerpérale ou bien sous l'influence de cette cause. Dans ce dernier cas, la maladie est sans contredit beaucoup plus grave. Cette gravité s'augmente encore quand au lieu d'être primitive, elle est secondaire. Quelquefois, en effet, les veines variqueuses sont les seuls organes frappés et, malgré la gravité de cette inflammation, elle peut être considérée comme une des formes bénignes de l'empoisonnement puerpéral ; d'autre fois, la phlébite ne se produit que lorsque déjà il y a eu une métrite, une péritonite, une inflammation de ligaments larges ou une phlébite utérine, iliaque ou fémorale; c'est presque un phénomène terminal.

La phlébite variqueuse puerpérale affecte les veines musculaires et les veines superficielles ; mais il faut reconnaître que les recherches ont surtout porté sur celle des veines superficielles. Il n'est pas douteux que dans certains cas de phlegmatie alba dolens on a eu affaire à une inflammation se développant grâce à un état antérieurement morbide du vaisseau.

Malheureusement l'attention a été dirigée sur les varices profondes depuis trop peu de temps pour que les observations aient suffisamment noté la disposition variqueuse des veines envahies.

J'ai pu recueillir un fait qui ne laisse prise à aucune critique.

Dans d'autres cas les veines profondes, en même temps que les superficielles, sont le siège du mal. Je dirai d'abord quelques mots de la phlébite des veines profondes, puis j'accorderai un chapitre plus étendu à celle des varices superficielles.

Phlébite variqueuse des veines profondes. — Cette variété n'a été, que je sache, décrite nulle part. Comme je l'ai dit plus haut, les observa-

Cazin.   6

tions de phlegmatia alba dolens ne font pas mention de l'état variqueux des veines.

Il est pourtant, *a priori*, admissible que cet état doit être considéré comme une cause prédisposante de phlébite. J'ai été à même de rencontrer deux cas intéressants que je vais d'abord reproduire d'après mes notes.

OBSERVATION (personnelle)· — Mlle D..., lingère et colporteuse, d'une conduite plus que légère, est à sa quatrième grossesse. Dès la première, elle a eu des varices au membre inférieur gauche; à la seconde, le mollet du côté droit est devenu tendu, douloureux. Je l'examinai pendant le cours du cinquième mois de sa quatrième grossesse, le 7 septembre 1870. Il existe à gauche d'énormes paquets variqueux avec un peu d'œdème, surtout le soir; à droite, le mollet est douloureux à la pression; on y constate à la palpation des bosselures profondes et un certain degré d'empâtement; la veine poplitée est aussi un peu inégale; cette sensation se perçoit mieux, si on peut mettre la jambe dans la flexion pour détendre l'aponévrose. La malade se fatiguait facilement et éprouvait dans les deux membres un sentiment de pesanteur extrême. Cet état dura en s'aggravant jusqu'au terme régulier de la gestation. L'accouchement se fit naturellement et, au dire de la sage-femme, en occipito-iliaque droite postérieure.

Le septième jour, frisson, inappétence, fièvre, puis douleurs gravatives dans la jambe droite qui devient tuméfiée. Je suis appelé et commence à constater de la tension générale sans changement de couleur à la peau et une induration manifeste de la veine poplitée.

Le lendemain, le membre jusqu'au-dessus du genou était tendu, luisant, et manifestement le siège d'une phlegmatia alba dolens; en même temps du côté opposé, les varices superficielles commençaient à s'indurer. Dès le soir, elles présentaient un changement de couleur et se dessinaient sur la peau en traînées rouges.

La fièvre était assez intense, avec redoublement vespérin; la température ax. à 39°, la langue sèche. Soif, un peu de nausées. Application d'onguent napolitain belladoné. Repos absolu du membre, enveloppement dans l'ouate. Potion au sulfate de quinine et l'alcoolature d'aconit à 1 gr. 30.

Après des alternatives de mieux et d'aggravation, la guérison eut lieu au bout de trois semaines. La phlébite avait été complètement adhésive. Cinq ans après, la malade souffrait encore du côté affecté qui à la moindre fatigue était le siège d'un œdème dur.

Je n'ai pas cru devoir donner cette observation in-extenso, mais j'ai tenu à mettre en saillie les faits principaux, à savoir :

1° L'existence de varices superficielles d'un côté et de varices profondes de l'autre, constatée pendant la grossesse;

2° L'inflammation envahissant d'abord le côté où existaient les varices profondes et se caractérisant notamment par l'induration des veines musculaires du mollet et celle de la veine poplitée, puis se transportant sur le côté opposé dans les veines superficielles.

Le second cas est aussi, à mon sens, très curieux.

OBSERVATION (personnelle).— Il s'agit d'une femme de 40 ans, affectée depuis longtemps de varices peu volumineuses des deux membres inférieurs et de varices profondes soupçonnées, qui eut une phlébite des veines profondes sans qu'il y ait eu le moindre phénomène du côté des varices extérieures. La malade guérit aussi le quinzième jour après ses couches.

En somme, la phlébite des varices profondes, dans les deux cas que j'ai observés, ne m'a pas paru présenter de gravité plus grande que la phlegmatia alba dolens proprement dite. J'ai trouvé signalée, dans deux observations de phlébites superficielles, l'inflammation concomitante des veines du mollet. La première a eu un résultat plus grave, la terminaison a été fatale. Il y eut phlébite et ovarite purulente, pleurésie purulente, arthrite séro-purulente, abcès métastatiques.

Phlébite des veines saphènes ou phlébite superficielle des membres inférieurs.

Synonymie : Phlébite variqueuse.

Cette synonymie que donne Hervieux dans son traité des maladies puerpérales (1), prouve que la phlébite superficielle des membres inférieurs, contrairement à ce que l'on observe dans celle des veines profondes constituant la phlegmatia alba dolens, se rencontre le plus souvent lorsque les veines étaient préalablement affectées de varices.

Nous avons déjà avancé, en effet, que l'état variqueux prédisposait aux inflammations par les altérations dont ces vaisseaux sont le siège et les coagulations qui en sont la conséquence.

Historique. — L'étude de ce genre d'inflammation, considérée isolément, est d'origine très récente.

Jusqu'à ces dernières années, les auteurs ont confondu la phlegmatia alba dolens, compliquée de phlébite superficielle, avec cette dernière maladie. Les deux phlébites peuvent exister conjointement. C'est donc seulement à titre de complication que la phlébite superficielle a été étudiée. Casper (2) présente comme symptôme de la phlegmatia alba dolens une rougeur et une tuméfaction suivant le trajet

(1) P. 738.
(2) Commentar. de phlegmatia alba dolente, p. 7, 1819.

des veines superficielles enflammées ou dans lesquelles le sang s'est coagulé.

Dans sa thèse inaugurale (1), Gerhard dit expressément que les réseaux vasculaires se dessinent quelquefois sous la peau et que l'on rencontre de petites lignes rouges qui paraissent dépendre de l'état variqueux des vaisseaux capillaires.

Le *Journal des Progrès* donne la relation d'un cas de phlegmatia alba dolens, où les varices superficielles des membres inférieurs formaient des cordons durs, noueux, avec des renflements volumineux au niveau des confluents veineux et des valvules. Aux environs des malléoles, on constatait l'existence de renflements particuliers, disposés les uns au-dessus des autres comme les grains d'un chapelet et séparés par des intervalles où le calibre des veines paraissait sain (2).

De son côté, Breschet (3) avait vu sur la peau des lignes rouges, noueuses et Robert Lee avait remarqué quelquefois une rougeur érythémateuse diffuse sur les extrémités inférieures. Allonneau (4) avait signalé la même disposition. En Angleterre on avait décrit une variété de phlegmatia qu'en raison des arborisations dont la surface cutanée était marbrée on avait dénommée phlegmatia cœrulea dolens.

La même confusion se retrouve dans le mémoire de Bouchut (5) et il explique les cas où la blancheur mate de la peau est remplacée par des arborisations colorées en rouge ou en bleu, par une circulation compensatrice.

Dans ces différents travaux, de même que dans l'article consacré à cette étude dans la clinique de Trousseau (6) il est profondément regrettable que l'on n'ait pas songé à s'assurer de la préexistence des varices, ou tout au moins de ces varicosités que nous avons signalées comme si fréquentes dont le cours de la grossesse.

Dronsart est le premier (7) et nous lisons cette relation dans l'ouvrage du Dr Hervieux, auquel nous avons fait plus d'un emprunt, est le premier, dis-je, qui ait différencié d'une façon précise la phlébite variqueuse superficielle de la phlébite profonde des membres infé-

(1) Thèse de Strasbourg, 23 mars 1835.
(2) T. XIV, p. 205.
(3) Art. Phlébite, Dict. vol. XXI, p. 403.
(4) Journ. comp. des sc. méd., t. XXXVIII, p. 10.
(5) Bouchut in Gaz. med., 1844, n°s 16 et 19, p. 278 et suiv.
(6) Clinique méd., de la phlegmatia alba dolens, t. III, p. 694.
(7) Monographie présentée à l'Académie de méd., le 23 avril 1843.

rieurs. Il leur consacre une description séparée et a même posé les bases d'un diagnostic différentiel.

Mais il faut arriver jusqu'en 1862 pour trouver une étude spéciale sur le sujet qui nous occupe ; c'est à cette époque que mon ami et ancien collègue Nivert, alors interne à la maternité, publia sous l'inspiration de son maître Hervieux un travail des plus intéressants, ayant pour titre : De l'inflammation spontanée des veines variqueuses chez les accouchées (1).

Vient ensuite le chapitre consacré par Hervieux à cette étude nouvelle (2) et en dernier lieu la thèse assez écourtée de Marquet sur l'inflammation spontanée des veines variqueuses chez les femmes enceintes ou récemment accouchées (3).

C'est à l'aide de ces différents travaux que nous allons décrire la phlébite variqueuse des femmes en couches; nous donnerons le résumé de toutes les observations que nous avons pu réunir, nous y joindrons un fait qui nous est personnel.

Division. — Il faut tout d'abord, ainsi que je l'ai fait pressentir, différencier la phlébite superficielle, lésion secondaire, deutéropathique, de la phlébite superficielle primitive ou protopathique.

Dans cette seconde variété, il faut aussi distinguer celle qui se développe sous l'influence d'une épidémie puerpérale de celle qui ne paraît pas se rattacher à une cause aussi générale.

Ces divisions très utiles au point de vue du pronostic le sont moins au point de vue clinique. Je dirai la même chose des cas où il y a suppuration et de ceux où la maladie présente la forme adhésive.

Aussi dans le cours de cette description, me bornerai-je à séparer le phlébite deutéropathique de la phlébite protopathique.

Phlébite superficielle deutéropathique. — La description de cette forme de la maladie ne nous arrêtera guère parce qu'elle arrive comme épiphénomène et souvent comme manifestation terminale, au milieu d'un cortège effrayant et prépondérant de symptômes se rattachant à un état d'infection puerpérale, ou à des affections concomitantes d'autres organes, (métrite, phlébite uter., péritonite, etc.)

---

(1) Archives générales de médecine, 5ᵉ série 1862, t. XX, p. 153.
(2) Traité des maladies puerpérales, etc., p. 738.
(3) Thèse de Paris, 1872.

En temps d'épidémie, ce mode d'apparition de la phlébite superficielle est assez fréquent, les symptômes généraux priment les phénomènes locaux et ceux-ci n'arrivent que pour ainsi dire successivement. Il peut se faire cependant, selon Hervieux, que les signes des affections prédominantes et antérieures s'évanouissent, et, qu'après leur affaiblissement, ceux de la phlébite apparaissent et se montrent comme une nouvelle manière d'être de l'infection puerpérale. Hervieux ne serait pas éloigné de penser qu'alors le principe morbide est refoulé du centre à la périphérie par un effort éliminateur de la nature. Dans ces cas, ajoute-t-il, si les désordres viscéraux n'ont pas été trop graves, les symptômes généraux s'amendent, les lésions internes se localisent et la guérison peut avoir lieu.

L'observation que nous avons placée à l'article des phlébites variqueuses profondes est aussi un exemple de phlébite deutéropathique. Nous lui adjoindrons le fait suivant emprunté à Hervieux, qu'on trouve toujours sur son chemin quand il s'agit du sujet que nous traitons actuellement. A la suite d'une phlébite superficielle du membre inférieur gauche, la femme eut de la péritonite, une pleuro-pneumonie, de l'infection purulente, elle succomba en six jours.

Le seul point vraiment intéressant à rechercher dans l'étude de la phlébite variqueuse deutéropathique est le mode de production de cette inflammation.

On doit, en effet, se demander si elle se manifeste comme expression d'un état dyscrasique grave, ainsi que l'on observe des cas de phlébite dans la période ultime de la tuberculisation et du cancer, ou si la maladie gagne les veines superficielles variqueuses par voie de propagation directe.

Cette dernière hypothèse paraît ne pas être acceptable. Si, dans certains cas, la phlébite crurale procède de la phlébite utérine et que l'on puisse saisir anatomiquement le trait d'union qui réunit les deux inflammations, la majorité des faits et, entre autres, l'observation que nous venons de citer, sont en désaccord avec cette théorie. Le plus souvent, la phlébite est isolée, localisée au membre inférieur. De plus, quand il y a en même temps phlébite utérine, il n'existe le plus souvent aucun rapport de continuité entre l'une et l'autre.

Il règne donc une certaine obscurité sur la pathogénie des phlébites superficielles deutéropathiques. L'explication assez vague donnée par Hervieux n'est qu'un moyen de reculer la solution du problème, sans le résoudre. Pour cet auteur, « il est aisé de concevoir que les tissus nécrobiosés jetés dans le torrent circulatoire par les métamorphoses regressives dont les sinus de la matrice sont le siège, puissent engendrer une altération du sang qui donne lieu à des stases veineuses consécutives, sans qu'il y ait lieu d'invoquer le processus de continuité » (1).

Veut-il faire entendre par là que l'hypérinose presque normale que nous avons signalée dans l'état de grossesse, que l'inopexie, qu'on y rencontre également, peuvent être augmentées par le fait de l'empoisonnement puerpéral? Nous trouvons dans un autre article la réponse à cette question. Il dit formellement), page 714 :

« Mais l'inopexie elle-même, à quoi tient-elle ? à l'empoisonnement puerpéral. Oui, c'est le passage dans le torrent circulatoire du principe toxique qui engendre la majeure partie des affections puerpérales, oui, c'est ce principe toxique qui fait l'inopexie. »

Je me permettrai très humblement de considérer cette assertion comme un fait admissible, je l'accorde, mais encore à démontrer. Ne vaut-il pas mieux, sans rechercher si loin, sans s'appuyer sur des hypothèses, admettre tout simplement, comme il le fait du reste plus loin, que l'empoisonnement puerpéral peut, à lui seul, indépendamment de toute coagulabilité du fluide sanguin, déterminer une phlébite des saphènes variqueuses où le terrain, du reste, est tout préparé ?

« De la même façon que par sa propre puissance et en dehors de toute phlébite utérine, il engendre, ici une péritonite généralisée, là une pleurésie, ailleurs une congestion pulmonaire, etc. »

Nous passerons sous silence l'anatomie pathologique, les symptômes, le traitement des phlébites deutéropathiques pour ne pas nous exposer à des redites. On trouvera à l'article suivant des détails assez étudiés sur ce qui se passe dans les phlébites variqueuses protopathiques ; ils permettent de les rapporter à celles qui sont secondaires, dans lesquelles les lésions, les symptômes locaux sont identiques.

Au point de vue du pronostic, tout en considérant la phlébite variqueuse deutéropathique comme très grave, nous devons cependant faire observer, avec Hervieux (2), que l'on doit accepter « comme d'un heureux augure, l'apparition d'une phlébite superficielle avec laquelle coïncide un apaisement subit des accidents graves dont les organes pelvi-abdominaux auraient été préalablement le siège. »

(1) Hervieux, p. 750.
(2) P. 765.

Phlébite superficielle spontanée primitive des veines variqueuses. —
Symptomatologie. — Quelques jours après la délivrance, le plus
ordinairement vers le huitième jour, souvent sans que rien dans le
travail ait fait soupçonner la possibilité du développement d'une complication, un frisson apparaît plus ou moins violent et peut-être suivi
par d'autres dans un court espace de temps ; le pouls s'accélère et
dépasse rapidement cent pulsations ; la peau devient chaude et sèche ;
la température axillaire s'élève et peut même aller jusqu'à 40° ; il y a
de l'inappétence ; la soif est intense ; la langue sèche ; la fièvre
s'accentue ; il y a de l'agitation et quelquefois un peu de subdé-
lirium.

En même temps la malade accuse dans les jambes des douleurs qui
prennent assez promptement le caractère lancinant et qui s'accompagnent de chaleur et de la sensation d'impulsion de dedans en
dehors ; ces douleurs augmentent par la pression et par le moindre
mouvement imprimé volontairement au membre affecté ; les patientes
localisent leurs souffrances le long des cordons veineux et surtout des
paquets variqueux. Les varices, les paquets variqueux, en effet, ont
changé d'aspect ; ils n'ont plus, au moins par places, leur couleur violacée habituelle, elles se présentent sous l'apparence de lignes rouges,
noueuses, bosselées, proéminentes sous la peau ; bientôt les tissus
ambiants participent à la phlegmasie commençante, ils sont distendus,
luisants, chauds ; on sent qu'il y a le commencement d'une inflammation phlegmoneuse. Comme dans la phlébite variqueuse de la grossesse (voyez plus haut), si l'on promène les doigts sur les cordons
vasculaires tuméfiés, on les trouve durs, parsemés d'inégalités qui
indiquent la présence de caillots plus ou moins résistants.

Le membre, en totalité, est augmenté de volume, soit que cette
augmentation soit due à la phlegmasie du tissu cellulaire, soit qu'elle
doive être attribuée à l'œdème récent.

Ce nouveau symptôme, que Nivert n'avait pas rencontré lors de la
publication de son mémoire (1), s'observe assez souvent. Hervieux en
donne plusieurs cas et Marquet, dans sa thèse déjà citée, en relate
quatre. Reste à savoir si cet œdème n'est pas la continuation ou l'exas-
pération de celui qui existait avant l'accouchement par le seul fait de
l'état variqueux.

_____

(1) Arch. gén. de méd., 1862.

Les observations ci-dessus signalées ne font pas cette distinction étiologique. J'ai par devers moi un cas où l'œdème doit être indubitablement rattaché à la phlébite elle-même ; le voici en résumé :

OBSERVATION (personnelle). — Mme P..., intendante dans un grand château et obligée d'être debout la plus grande partie du jour, âgée de 30 ans, est au terme de sa première grossesse ; dès le deuxième mois, elle a vu apparaître quelques dilatations veineuses des branches de la saphène interne droite ; les vaisseaux se sont un peu développés jusqu'à la fin de la grossesse, mais en somme n'ont acquis qu'un volume moyen ; le seul fait à noter est la présence d'un petit paquet variqueux au niveau de la face interne du genou ; rien aux parties génitales. Il n'y a pas trace d'œdème, même après une journée de fatigue.

L'accouchement, arrivé le 18 novembre 1865, fut long et dut être terminé par le forceps. La sortie de la tête ne détermina pas de déchirure de la fourchette. Les premiers jours se passent sans encombre. Le septième on la changeait de lit, la garde la tint exposée pendant quelques instants à un courant d'air très froid. La nuit même, elle ressentit un frisson, le lendemain matin, la jambe droite était douloureuse et tendue et je constatais l'existence d'une phlébite. La rougeur ne tarda pas à augmenter ; le gonflement avait aussi une marche ascendante ; le membre était complètement œdématié et la pâleur des tissus contrastait avec la couleur foncée des réseaux vasculaires enflammés.

L'état général s'étant amendé, et comme il n'y avait, dans le voisinage, aucun cas de maladie puerpérale, fait du reste rare à la campagne, je portai un pronostic favorable.

La guérison fut en effet complète le vingtième jour, mais la malade a conservé depuis une grande difficulté dans la marche et des douleurs persistantes dans le membre précédemment affecté.

Nous venons de décrire en détail les symptômes généraux et la cause du début de la phlébite ; à quelques phénomènes près, cette description reproduit celle que nous avons donnée plus haut de la phlébite pendant la grossesse. Mais bientôt la scène va changer, et ce changement sera d'autant plus grand si, au lieu de rester purement inflammatoire et adhésive, la phlébite devient suppurative.

Ces deux formes, dont Nivert avait déjà fourni des exemples, présentent, on le comprend, une gravité bien différente ; l'une se termine par résolution, l'autre au contraire conduit au phlegmon, et même à l'infection purulente.

Phlébite adhésive. — Quand l'inflammation doit prendre cette forme, les symptômes généraux ont présenté une intensité moindre, la fièvre a été modérée, les troubles digestifs se bornent à de l'embarras gastrique avec langue épaisse et blanche, nausées sans vomissements.

L'expression de la physionomie n'est pas profondément modifiée, elle n'exprime que la souffrance. Après une période d'état, où les douleurs et les autres phénomènes locaux peuvent présenter une intensité de nature à inspirer des craintes assez vives, il se produit une véritable détente. Les élancements deviennent moins fréquents et moins pénibles ; le gonflement du tissu cellulaire et des varices diminue ; les cordons vasculaires sont moins durs, l'œdème, s'il en existe, tombe graduellement.

Peu à peu, généralement après cinq ou six jours, les phénomènes généraux eux-mêmes s'amendent et le membre présente l'aspect qu'il avait avant le développement de l'inflammation.

Dans ces circonstances, deux choses peuvent se passer : ou la varice après avoir été oblitérée se dégage de la gangue inflammatoire qui l'environnait, se ramollit, puis reprend petit à petit sa souplesse ; le caillot se désagrège, se dissocie graduellement et le calibre du vaisseau se rétablit ; ou bien le coagulum se transforme en un cordon filamenteux qui adhère aux parois de la veine, les entraîne dans son retrait et réduit la veine aux proportions d'une corde étroite et imperméable (1).

C'est là la véritable phlébite adhésive ; Nivert en cite deux exemples.

On voit pourtant quelquefois persister quelques bosselures variqueuses plus saillantes, et des points d'induration tenant à une résolution incomplète des produits plastiques infiltrés dans le tissu cellulaire péri-vasculaire.

La convalescence est en général assez longue et lorsque la malade se livre à la marche, il n'est pas rare d'observer de la douleur et un retour de l'œdème.

Phlébite suppurative. — C'est dans ce cas qu'il est important de tenir compte du milieu, de l'influence épidémique ; car la phlébite suppurée présente alors une gravité exceptionnelle.

Il existe donc une phlébite suppurée bénigne et une phlébite suppurée maligne.

La phlébite suppurée commence de la même façon que celle que nous venons d'étudier ; puis au bout d'un temps plus ou moins long, souvent de quatre jours, elle s'annonce par un frisson plus intense que celui du début. Ce frisson peut se répéter, et il est suivi d'un redou-

----

(1) Nivert. Arch. gén. de méd., 1862, 3e série, t. XX, p. 171.

blement de la fièvre et d'une augmentation dans les douleurs le long du trajet des veines enflammées; bientôt, sur ce trajet ou dans le voisinage, apparaissent des tumeurs, petites d'abord, faisant saillir la peau qui est rouge et ne tardant pas à présenter une fluctuation manifeste. Ces tumeurs, tantôt uniques, sont, le plus souvent, nombreuses et alors à apparition successive. Bientôt elles se ramollissent, et, si l'on n'intervient pas par une incision, elles s'ouvrent spontanément et laissent échapper du pus bien lié. Le caractère franchement phlegmoneux du pus indique qu'il n'y a eu que périphlébite suppurée, c'est-à-dire que l'inflammation veineuse a gagné le tissu cellulaire voisin, y a déterminé un abcès, mais que le vaisseau lui-même n'est le siège d'aucune suppuration.

D'autres fois, le pus est sanguinolent ou mélangé avec des caillots plus ou moins striés de pus, plus ou moins modifiés dans leur structure ; c'est qu'alors la veine est ulcérée, ouverte, et sa cavité participe à l'inflammation suppurative.

Il arrive malheureusement quelquefois que les dégats ne s'arrêtent pas là. Au lieu d'abcès isolés, on rencontre une inflammation étendue du tissu cellulaire sous-cutané et on se trouve alors en présence d'un de ces vastes phlegmons qui mettent la vie en danger par l'excès de la suppuration.

Lorsque les phlegmons, si multipliés qu'ils soient, tendent à se circonscrire, alors même qu'ils entraînent la destruction du vaisseau dans une grande étendue de son trajet, la guérison peut encore avoir lieu.

Hervieux a sur ce point communiqué à la Société médicale des hôpitaux, le 6 décembre 1867, une observation fort intéressante et peut-être unique de guérison.

Marquet (1) a rencontré chez une de ces malades, une complication d'augéïoleucite; de fines traînées rougeâtres se montraient le long des vaisseaux lymphatiques, les ganglions étaient pris également.

Lorsque l'issue doit être favorable, les phénomènes généraux se calment, la fièvre s'éteint et les phénomènes locaux diminuent d'intensité, les abcès sécrètent moins de pus, les bords de l'ouverture qui lui a donné passage, le fond même de l'abcès se détergent, deviennent d'une couleur rose et se recouvrent de bourgeons charnus.

Quand, au contraire, la terminaison doit être fatale, on voit les

_____

(1) Thèse de Paris, 1872, p. 26.

symptômes s'aggraver et apparaître la diarrhée, la fièvre hectique qui, minant lentement les malades, les emportent dans l'ataxo-adynamie.

Si les abcès ne sont pas restés isolés, s'il y a eu phlegmon considérable, la mort peut aussi résulter de l'épuisement produit par la suppuration.

D'autres fois, et c'est là ce qui paraît arriver le plus fréquemment, ce mode de terminaison n'a même pas le temps de se produire et les malades succombent à une complication.

La plus commune est l'infection purulente dont le mode de production se comprend. L'endo-phlébite suppurée amène facilement le mélange du pus avec le sang. Cette terminaison est surtout à craindre dans le cas où l'affection qui nous occupe a produit un de ces vastes phlegmons où le pus dissèque tous les tissus circonvoisins.

Il arrive cependant que la suppuration est limitée par un caillot, ou que l'inflammation suppurative a atteint un de ces diverticules variqueux ne communiquant plus avec le torrent circulatoire. Alors l'infection purulente se rattache plus particulièrement à la phlébite utérine qui complique assez souvent la phlébite superficielle.

On a aussi quelquefois constaté qu'un caillot détaché d'une des concrétions sanguines intra-veineuses a entraîné la mort par embolie pulmonaire. Mais cet accident si redoutable est moins fréquent qu'on pourrait le soupçonner, puisque la thèse si complète de Chabenat sur la mort subite par embolie pulmonaire dans les varices enflammées (1) n'en contient qu'une observation, et encore, l'accident qu'elle décrit a-t-il eu lieu pendant la grossesse. Nous l'avons déjà citée.

De son côté, Hervieux n'a pas eu l'occasion d'observer un seul cas de ce genre dans son service de la Maternité pendant de nombreuses années.

Diagnostic. — Ce sujet doit à peine nous arrêter. Aucune affection en effet ne peut simuler les caractères de la maladie que nous venons d'essayer de décrire.

Hervieux dit qu'elle pourrait être confondue avec la phlébite profonde, le phlegmon, l'érythème noueux.

Mais le développement des varices met de suite sur la voie et un praticien quelque peu expérimenté ne peut confondre la phlébite variqueuse avec la phegmatia alba dolens.

---

(1) Thèse de Paris, 1874, n° 21.

Un point plus délicat à éclaircir est la connaissance de la complication d'une de ces inflammations par l'autre. Un examen attentif, l'étendue et la coloration de l'œdème, la recherche des cordons indurés ʟe long des points de la veine crurale accessible à la palpation, donneront des probabilités. Mais il faut reconnaître que c'est là une distinction très épineuse à établir.

Si l'on était appelé à une période avancée de la phlébite, alors qu'existe un vaste phlegmon englobant et voilant le trajet vasculaire par où pourtant aura débuté l'inflammation, le point de départ du mal ne saurait échapper si, ainsi que le fait observer Hervieux (p. 764), sur d'autres parties du membre on rencontre des veines variqueuses oblitérées avec tendance à un développement phlegmoneux semblable.

Pronostic. — Tout ce que nous avons dit jusqu'ici fait déjà supposer que le pronostic est éminemment variable. La phlébite s'est-elle développée en dehors d'influences nosocomiales ou épidémiques, alors même qu'elle est suppurée, le pronostic est en général sans gravité. Dans les conditions contraires, lorsqu'elle est protopathique, c'est-à-dire, si elle est la seule affection se présentant chez les femmes récemment accouchées, elle n'offre pas encore une gravité considérable.

Pour Hervieux, c'est une manifestation relativement bénigne des affections puerpérales et elle ne s'observe que dans les épidémies de médiocre intensité. « De toutes les affections puerpérales, c'est celle qui compte le plus de terminaisons heureuses. »

C'est aux complications redoutables sur lesquelles nous nous sommes appesanti que la phlébite variqueuse emprunte sa léthalité.

Anatomie pathologique. — Je n'ai pas fait personnellement d'autopsie, je ne crois pas non plus devoir compiler les diverses observations publiées. J'aime mieux reproduire ce que dit à ce sujet le Dʳ Hervieux.

Voilà ce qu'a trouvé cet auteur :

« Coagulum sanguin, noirâtre, mou et facile à écraser sous le doigt, dans les parties les plus récemment atteintes; fibrineux, décoloré et plus consistant, si l'oblitération veineuse est de date moins récente; substance brunâtre, en consistance de bouillie, et ayant l'aspect d'un chocolat épais. A une période plus avancée, matière semi-fluide, de couleur lie de vin et d'apparence sanieuse, et enfin liquide puriforme au dernier terme de la phlegmasie veineuse, tels sont les produits qui étaient contenus, chez nos malades, dans les veines superficielles du membre inférieur.

Si nous n'avons pas noté la transformation fibreuse du caillot, c'est que l'autopsie n'a été faite que chez les sujets rapidement emportés par les manifestations les plus graves de l'empoisonnement puerpéral: péritonite, ovarite purulente, pleurésie, pneumonie, diathèse purulente, etc.

Quant aux lésions des parois vasculaires, elles ne diffèrent pas de celles que nous avons énumérées tant de fois.

Tunique interne lisse et intacte au début, mais offrant souvent une coloration rougeâtre, rosée ou lie de vin, que le lavage et le grattage n'enlèvent point et qui paraît due néanmoins à un phénomène d'imbibition. Plus tard, aspect tomenteux et comme velouté de cette tunique, rugosités et plissement de son tissu, parfois même érosions et ulcé · rations véritables.

Dans certains cas, adhérences du caillot avec la paroi interne de la veine, par l'intermédiaire d'un épanchement plastique, ou d'une fausse membrane qui la tapisse.

Tunique moyenne, épaissie, hypertrophiée, résistante, blanche et nacrée comme une artère et conservant comme elle l'intégrité de son calibre, après une section transversale, subissant les altérations liées à la dégénérescence graisseuse, s'ulcérant et se perforant de manière à mettre en communication la cavité veineuse avec les foyers purulents périvasculaires.

Tunique externe réflétant assez volontiers l'état du coagulum et de la membrane interne ; s'infiltrant de sang au début, puis de lymphe plastique, puis d'un liquide puriforme ; dans tous les cas s'épaississant très-promptement et contribuant, par la densité et la rigidité qu'elle acquiert, à donner à la tunique moyenne une partie des nouvelles propriétés en vertu desquelles elle s'est artérialisée. Adhérence de la tunique externe avec les organes voisins. »

Enfin formation de foyers purulents dans le voisinage et sur le trajet des vaisseaux malades.

Au point de vue microscopique, métamorphoses régressives du caillot, dégénérescence graisseuse et nécrobioses des tuniques vasculaires.

Etiologie. — Deux ordres de causes peuvent être mis en jeu dans la production de la phlébite variqueuse.

Une cause locale, la varice elle même, avec les altérations qu'elle détermine quelquefois dans la tunique interne du vaisseau affecté, avec ses coagulations d'origine purement stasique, non inflammatoire, devenant une cause d'irritation pour le vaisseau qui les recouvre, avec les ulcères qu'elle produit et qui peuvent être le point de départ de l'inflammation.

On a cherché à établir que la pression de la tête fœtale sur les vaisseaux pelviens au moment de l'engagement pouvait avoir une influence sur le développement des phlébites variqueuses superficielles.

Les recherches de Marquet (1) et les miennes, laissent la question dans le doute et l'on ne peut établir une corrélation entre la position de la tête et le côté du membre affecté.

Les causes pour ainsi dire anatomiques que nous venons d'énumérer suffisent quelquefois pour faire éclater une phlébite ; mais elles ne sauraient, en général, être admises que comme une prédisposition à l'action de la puerpéralité qui, dans la majorité des cas, est considérée comme cause efficiente. De plus, nous avons vu que la phlébite superficielle pouvait être regardée comme une des nombreuses manifestations de l'empoisonnement puerpéral et se montrer alors épidémiquement.

Hervieux trouve la consécration de cette opinion dans le raisonnement suivant : « Tous les jours, dit-il, nous recevons de la Maternité un certain nombre de femmes grosses atteintes de varices plus ou moins volumineuses. Eh bien, malgré cela, il peut se passer des années entières sans que j'aie l'occasion d'observer la phlébite superficielle des membres inférieurs. En d'autres années, au contraire, il semble que toutes les accouchées atteintes de varices, soient vouées à la phlébite superficielle. »

Traitement. — Les soins que réclame la phlébite variqueuse des femmes en couches, diffèrent très peu de ceux que nous avons conseillés pour celle qui éclate pendant la grossesse. Il est évident que les toniques devront être employés sur une plus large échelle, mais il ne faut pas se dissimuler toute notre impuissance, quand l'état général est profondément perturbé. Les abcès réclament des incisions faites aussitôt qu'il y aura apparence de fluctuation, car on comprend qu'avant tout, il faut éviter la possibilité du passage de ces abcès isolés à l'état de vastes phlegmons. Dans ce dernier cas, on ne devra pas hési-

---

(1) Infl. spont. des veines variq. chez les femmes enc. et récemment accouchées. Th., Paris, 1872.

ter devant de larges débridements, l'introduction de un ou de plusieurs drains, les injections détersives et antiseptiques.

Le traitement prophylactique peut être ici d'une grande utilité. Une femme qui porte des varices gravidiques ne doit pas, autant que faire se peut, accoucher dans un milieu où règne la fièvre puerpérale.

BIBLIOGRAPHIE

Phlébite variqueuse des membres inférieurs pendant la grossesse et la puerpéralité

ALLONEAU. Journal comp. des sc. méd. t. XXXVII, p. 10. — BLOT. Bulletin de la société de chirurgie, 1862, p. 134. — BRESCHET. Art. *phlébite* dict. en 21 vol., p. 403. — BOUCHUT, *in* Gaz. méd., 1844, nᵒˢ 16 et 19, p. 298 et suiv. — CASPER. Commentarius de phlegmatia albâ dolente, p. 7, Halle, 1819. — CHABENAT. Thèse de Paris, 1874, n° 21. De la mort subite par embolie pulmonaire dans les varices enflammées. — DRONSART. Monographie présentée à l'Académ. de méd., le 23 avril 1843.—FOLLIN. Pathologie externe t. II. — GERHARD. Thèse de Strasbourg, 23 mars 1835. — HERVIEUX. Traité clin. des mal. puerp., 1870, p. 738, 75 ; 753, 754, 765. — MARQUET. Th. de Paris. Inflammation spont. des veines variq. chez les femmes enc. et récemm. accouchées, 1872. — NIVERT. Arch. gén. de méd. 5ᵉ série 1862, t. XX, p. 153. De l'inf. sp. des vein. variq. chez les accouchées. — RICHARD (Paul). Etude sur la phlébectasie superfic. chez la femme enceinte. Th. de Paris, 1876. — TROUSSEAU. Cliniq. méd. De la phlegmatia alba dolens, t. III, p. 694.—VELPEAU. Bulletin de la société de chir., séance du 14 mars 1862.

TITRE II.

VARICES DES PARTIES GÉNITALES.

Nous étudierons sous ce chef les varices des parties génitales externes, celles du vagin, celles du col de l'utérus, celles des ligaments larges, celles des ligaments ronds.

C'est avec intention que nous mettons de côté celles du corps de la matrice, parce qu'à notre connaissance on n'y rencontre pas de varices proprement dites. On ne saurait rattacher à l'état variqueux les modifications que la gravidité imprime aux veines utérines, la formation des sinus qui en est la conséquence. Il y a bien ici dilatation, agrandissement du canal vasculaire, rappelant jusqu'à un certain point la dilatation simple des saphènes ou des veines utéro-ovariennes. Mais la ressemblance n'est qu'apparente et je crois que l'on me saura gré de ne pas insister sur cette distinction. Du reste, le fait qui prime la question et nous aurait fait, en dehors de toute autre considération, décider l'exclusion, c'est que le développement des sinus est constant, normal, physiologique et nécessaire, tandis qu'au contraire les autres dilatations veineuses, les seules dont nous ayons à nous occuper, constituent un état pathologique.

Ceci dit, nous allons traiter dans un premier chapitre des varices de la vulve et du vagin, ne pensant pas devoir séparer, dans cette étude, deux régions si contiguës et souvent affectées en même temps ; dans un second, les varices du col de la matrice ; dans un dernier celles des ligaments larges ; nous consacrerons, pour finir, quelques lignes à celles du ligament rond.

CHAPITRE Ier.

VARICES DE LA VULVE ET DU VAGIN.

La richesse vasculaire des parties génitales externes, les nombreux canaux veineux qui, rampant dans l'épaisseur des grandes lèvres, se rendent, les sous-muqueux dans l'iliaque interne, les sous-cutanés dans la honteuse externe et de là dans la saphène interne, en un mot la circulation active du vagin prédisposent singulièrement à l'apparition des varices.

Cette région présente, outre le clitoris, organe érectile et les petites lèvres qui sont parcourues par des veines nombreuses, les bulbes du vagin (1), véritables corps caverneux analogues au bulbe de l'urèthre de l'homme qui séparent l'entrée du vagin des racines du clitoris et entourent l'orifice vulvaire, à l'exception de la partie postérieure. Les belles planches de Kobelt font très bien voir la disposition de ce plexus bien marqué de veines enroulées sur elles-mêmes que Farre (2) a comparé, quand il est distendu, à une sangsue gorgée de sang.

Les bulbes communiquent largement par plusieurs veines considérables, ainsi que l'a démontré Deville, avec le tissu caverneux du clitoris ; par d'autres ils s'anastomosent avec les veines des grandes lèvres, puis avec celles du vagin.

Ce conduit est lui-même richement doté et son plexus, que Rougot

---

(1) Sappey n'admet pas l'opinion des anatomistes qui ont voulu réunir les deux bulbes pour en faire un seul organe.

(2) Cité par Playfair, t. I, p. 27.

Cazin.

7

a reproduit dans un dessin fidèle, est très développé, surtout sur les parties latérales ; il commence au niveau du bulbe et, par de gros troncs veineux flexueux même à l'état normal, va se terminer en partie dans le plexus utéro-ovarien, en partie dans l'hypogastrique ; à peu près aux deux tiers de la hauteur du vagin, il présente un renflement semi-annulaire qui, en se réunissant à celui du côté opposé, forme au conduit un anneau vasculaire complet.

J'ai tenu à m'étendre sur ces détails anatomiques parce qu'ils donnent la clef de plusieurs particularités pathologiques et rendent compte de certains faits.

En traitant des modifications que présentent les parties génitales externes pendant la grossesse, nous avons vu que les capillaires du vagin et de l'orifice vulvaire donnaient à leur muqueuse une coloration lie de vin plus ou moins intense.

Des vaisseaux plus importants peuvent aussi subir une dilatation, appréciable alors au toucher et à la vue à l'aide du speculum.

Certains auteurs ont prétendu que cette ectasie des veines était la conséquence de la vitalité plus grande dont la vulve et le vagin jouiraient pendant la grossesse. Joulin (1) ne peut admettre cette explication. « Les modifications que doit subir le vagin ne rendent nullement nécessaire cette surabondance du liquide sanguin. Qu'on l'observe dans l'utérus, cela est naturel, puisqu'un appareil circulatoire entièrement nouveau doit se former pour fournir les éléments de nutrition au fœtus. Dans le vagin, il n'existe aucune nécessité de cette nature et les phénomènes congestifs qu'on y observe sont sous l'influence manifeste de la gêne qui résulte pour la région du développement de l'utérus. »

Nous sommes absolument de cet avis ; la gêne de la circulation en retour, la stase qui en est la conséquence peuvent être invoquées comme causes des varices des parties génitales externes ; soignons-y cet état particulier que crée la gravidité et dont nous avons essayé de faire ressortir l'influence ; de plus la circulation veineuse est sous la dépendance de la respiration ; large et facile, celle-ci est aisée, tandis qu'elle est interrompue ou entravée quand la poitrine ne se dilate pas bien. Or, pendant les derniers temps de la grossesse, c'est ce qui arrive forcément, par impossibilité d'abaissement suffisant du diaphragme.

(1) Traité d'accouchement, etc., p. 173.

L'étroitesse du bassin, le volume excessif de l'utérus (grossesse gémellaire, hydropisie de l'amnios) semblent prédisposer à la production des varices vulvaires et vaginales.

Elles existent souvent isolément ou en même temps que des varices des membres inférieurs. Quand elles coïncident avec ces dernières, ce sont généralement les varices sous-cutanées des grandes lèvres qui sont prises. Nous avons dit, en effet, en commençant ce chapitre, que les veines dont nous nous occupons étaient tributaires des saphènes internes.

Il est assez commun de rencontrer à un accouchement des varices des veines de la jambe, et à des grossesses ultérieures, on constate l'envahissement de celles de la cuisse, puis finalement de celles des grandes lèvres. Il est exceptionnel de les rencontrer chez les primipares.

On observe ici les formes diverses de phlébectasie que nous avons décrites, depuis la dilatation simple jusqu'à la tumeur variqueuse, énorme, tortueuse, d'aspect cérébriforme. Robert Barnes (1) en a publié un cas remarquable ; il s'agissait d'une multipare, enceinte de sept mois, qui sentit quelque chose qui pendait hors de la vulve. On trouva sur la face externe des lèvres une masse constituée par des tuméfactions molles et arrondies, qui s'étendait le long de l'urèthre et remplissait le vagin. Ces tuméfactions avaient pour causes des varices moniliformes, que l'on avait prises pour un cancer. L'accouchement eut lieu sans accident et les dilatations disparurent après la délivrance. Cruveilhier (2) signale la variété serpentine :

Obs. — Chez une femme âgée de 37 ans, ayant eu deux enfants, j'ai vu, dit-il, des varices serpentines occuper la face interne des deux grandes lèvres. Elles s'étendaient jusque les côtés du clitoris. Il était aisé de voir qu'il n'y avait aucune communication entre les veines dilatées et flexueuses dont l'agglomération constituait une tumeur noueuse légèrement proéminente. Je n'ai pas aperçu de varices ampullaires, ces varices étant formées aux dépens des veinules sous-muqueuses.

Violacées à la face interne des grandes lèvres, les varices présentent rarement un changement de coloration lorsqu'elles siègent sous la peau, ou bien elles ne sont que bleuâtres. Les grandes lèvres sont volumi-

---

(1) British med. Journ., 13 nov. 1875, p. 603.
(2) Cruveilher, Anat. path. générale, t. II, p. 820.

neuses ; si un seul côté est affecté, leur développement est nécessairement inégal.

Les varices des veines du clitoris restent presque toujours d'une faible dimension ; elles sont superficielles, de coloration bleue, plus ou moins foncée. On les rencontre de préférence au niveau du repli muqueux dit prépuce ou capuchon du clitoris ; un des symptômes les plus fréquents qu'elles produisent et qui souvent suffit à les faire reconnaître est un prurit des plus pénibles, amenant des besoins irrésistibles de grattage (1).

Dans le vagin, les dilatations variqueuses occupent particulièrement les parties latérales, situation qu'explique l'anatomie. Elles affectent ordinairement l'apparence moniliforme.

Il est fort difficile de les constater par le toucher lorsqu'elles sont au premier degré de leur développement, à cause du peu de résistance du tissu cellulaire qui les entoure et qui fuit sous le doigt.

Plus volumineuses, le diagnostic devient plus facile. On perçoit alors des nodosités mollasses (2), lisses, saillantes mais réductibles, insensibles à la pression, augmentant par la contraction des muscles abdominaux. Elles sont quelquefois tellement développées qu'elles simulent un épaississement de la muqueuse vaginale au point qu'on pourrait croire à un rétrécissement du canal.

Il arrive exceptionnellement que par suite de la laxité des parois qui les contiennent, elles font hernie au dehors de la vulve.

L'examen au spéculum (dont il faut éviter l'emploi à cause de ses dangers) vient confirmer les données ci-dessus établies, en montrant des varices serpentant sous une muqueuse de coloration partout foncée, offrant une exagération de l'état ordinaire de congestion observé pendant la gestation.

Les symptômes subjectifs sont peu nombreux; ils consistent en un

---

(1) On ne voit pas en général les varices vulvaires se prolonger en bas ; cependant chez une femme primipare observée par Budin à la Maternité, on voyait une varice qui, passant entre la grande lèvre et la petite lèvre du côté gauche descendait jusqu'au niveau de la fosse naviculaire, cheminait sous la peau et se continuait sous le périnée. La place étant très mince à ce niveau, on pouvait suivre très facilement par transparence cette veine variqueuse sur ces différentes parties; au moment de l'accouchement il n'y eut pas de déchirure de la fourchette et aucun accident.

(2) Mᵐᵉ Lachapelle, Prat. des acc., t. III, p. 200.

gêne variable, une sensation de poids pénible, des tiraillements, des ardeurs, de la démangeaison, de la leucorrhée.

Dans tous les cas de varices des organes externes de la génération, la tumeur augmente par la station debout et les efforts musculaires ; aussi la position verticale et la marche est-elle pénible.

Une de leurs complications est l'œdème de la vulve qui se produit par suite de la gêne circulatoire dont cette région est le siège, mais qui, en tant que se rattachant directement à cette cause, ne paraît pas survenir fréquemment.

Le diagnostic des varices de la vulve et du vagin ne nous paraît pas entouré de grandes difficultés. Mais l'exemple de Mauriceau prouve qu'elles peuvent être confondues avec un véritable thrombus. Massot, dans un mémoire adressé à l'Académie de médecine rapporte un fait où on aurait pu commettre la même erreur.

Nous emprunterons à Blot (1) le diagnostic différentiel entre ces deux états morbides, qui, malgré que l'un succède quelquefois à l'autre, diffèrent essentiellement ; puisque, dans l'un, le sang est contenu dans les veines plus ou moins dilatées et, que dans l'autre, le sang esté panché ou extravasé dans les tissus voisins.

« Les premières (c'est-à-dire les tumeurs sanguines) ne sont pour ainsi dire, pas réductibles ; les secondes, au contraire, peuvent disparaître sous une pression méthodique suffisamment prolongée, faite avec la main ; elles se reproduisent aussitôt qu'on cesse de comprimer la partie qui en est le siège. Les tumeurs variqueuses se développent lentement, elles augmentent peu à peu ; les tumeurs sanguines apparaissent tout à coup brusquement ; et quelques heures, souvent quelques minutes leur suffisent pour atteindre un volume considérable. La position horizontale fait disparaître en partie les varices, la station verticale en augmente le gonflement et la tension. Les tumeurs sanguines conservent leur volume, malgré le décubitus dorsal. Le plus souvent, on retrouve à la surface des tumeurs variqueuses les sinuosités tortueuses décrites par les veines dilatées ; dans le thrombus, les téguments sont en général lisses et uniformément tendus. »

Le traitement se borne à bien peu de chose et les soins hygiéniques

(1) Des tumeurs sanguines de la vulve et du vagin pendant la grossesse et l'accouch. Th. d'Agr., 183, p. 66-67.

en font les frais principaux. Des soins de propreté, le repos horizontal, l'usage d'une ceinture abdominale destinée à diminuer le poids de l'utérus et conséquemment la pression sur le système veineux génital, suffisent à diminuer l'incommodité des varices vulvaires. Tarnier a toujours soulagé les malades en exerçant à leur niveau une douce compression à l'aide d'un bandage en T.

COMPLICATIONS DES VARICES VULVAIRES ET VAGINALES

Rupture pendant la grossessé.

Les complications pendant la grossesse se bornent à des ruptures amenant à leur suite des hémorrhagies dont la richesse vasculaire et le nombre considérable des anastomoses fait entrevoir l'abondance et l'extrême gravité.

Il peut se faire que l'écoulement de sang se produise sous l'influence du simple amincissement des parois du vaisseau, sans cause occasionnelle apparente. Dans une observation intitulée : Hémorrhagie mortelle produite par la rupture d'une varice de la grande lèvre gauche, publiée par Hesse d'Emmerich, il n'est question ni d'effort ni de contusion, ni de chute ayant pu déterminer l'accident (1). Le plus souvent il existe une cause déterminante. Tantôt c'est une suractivité imprimée à la circulation. C'est ainsi qu'après une course rapide, une dame se sentit inondée de sang, pâlit et perdit connaissance. La syncope lui sauva la vie (2). Houghton, de Dudley, a publié dans le même recueil un cas suivi de mort, arrivé dans des circonstances semblables.

Les rapprochements sexuels ont été incriminés comme cause de rupture de varices vaginales ; à la congestion passive des veines vient alors se joindre une congestion active qui est le résultat de l'orgasme vénérien ; témoin : l'observation de Cramer (3), qui a été reproduite un peu partout. Il pourrait bien se faire aussi que dans ces cas le membre viril joue le rôle de corps contondant. Simpson a signalé un fait où un coup sur les parties génitales affectées de varices vulvaires a déter-

(1) *In* Berlin medi.. Zeitung, n° 48, 1842, reproduit dans le Journal de chirurgie, t. I, p. 345.

(2) Bassett, Transactions de la Société obstétricale de Londres, vol. XIV, p. 60.

(3) Medicinische Zeitung, 11 mars 1843. Dublin, Journ. of medic. Science, vol. XVII, p. 514.

miné une hémorrhagie promptement suivie de mort. Lesguillons, dans la thèse que nous avons déjà citée plusieurs fois, rapporte un cas semblable emprunté à Tarnier, où un choc fut suivi d'une perte de sang énorme et de mort rapide. La grande difficulté dans ces cas, c'est que l'on voit à peine d'où vient le sang, et la cause de l'hémorrhagie reste souvent méconnue. Dans le fait précédent, si on l'avait soupçonnée, une compression faite directement sur la plaie aurait presque à coup sûr sauvé la femme.

Le traumatisme le plus insignifiant peut produire une hémorrhagie grave. C'est ainsi que sous l'influence de ces grattages irrésistibles, auxquels se livrent les personnes affectées de varices clitoridiennes, on a vu survenir cet accident (1).

En somme, la rupture des varices vulvo-vaginales pendant la grossesse est rare; nous n'en avons réuni que sept cas, sur lesquels il y a eu cinq morts, et cette terminaison fatale n'arrive que parce que les soins immédiats font défaut ou que la source de l'hémorrhagie est inconnue. Si on se trouvait présent, il faudrait examiner avec le plus grand soin, puis la compression, l'application d'une ou de plusieurs serre-fines (Depaul, Danyau) auraient certainement raison de l'écoulement de sang.

C'est presque à dessein que j'ai omis de signaler le thrombus de la vulve pendant la grossesse (2); sans aucun doute, l'épanchement sanguin dans le tissu cellulaire, sans issue au dehors, sans lésion de la muqueuse, peut être consécutif à la rupture de ces varices. Mais dans les faits de thrombus arrivant avant la délivrance, jamais l'existence antérieure de dilatation variqueuse n'a été relevée, avant l'apparition de la tumeur hématique.

Nous verrons bientôt, à propos du rôle des varices vulvaires et vaginales dans l'accouchement, que nous n'avons pas fait la même exclusion et que le thrombus est au moins aussi fréquent que la rupture simultanée du vaisseau et de la muqueuse.

Rupture pendant l'accouchement.

Les varices qui nous occupent constituent souvent un obstacle à la parturition ou un véritable danger, surtout si la tête fœtale est volu-

(1) Depaul, Gazette des hôpitaux, 6 mars 1872.
(2) Voyez Woodworth, in the Cincinnati Lancet, 1858.

mineuse et le bassin rétréci. Dans les efforts qui accompagnent les douleurs utérines, la respiration est suspendue momentanément, les contractions énergiques et saccadées des muscles de la paroi abdominale antérieure repoussent en arrière les viscères abdominaux ; il en résulte une gêne considérable dans la circulation de la veine cave inférieure et consécutivement le refoulement du sang dans les branches du système veineux qui en est tributaire. Plus tard, quand il y a engagement de la partie fœtale, cette dernière s'oppose encore au retour du sang vers le centre en l'emprisonnant entre elle et les radicules veineuses. L'ensemble de ces causes physiologiques, joint aux secousses que produisent les vomissements bilieux si fréquents pendant le travail, expose les varices du vagin et de la vulve où le revêtement, constitué par une muqueuse plus ou moins amincie, résiste peu, à être distendues outre mesure et à finir par céder sous l'effort.

Peu (1) s'exprimait déjà ainsi sur ce sujet :

« Non seulement elles incommodent la femme enceinte durant sa grossesse par de continuelles douleurs, mais la mettent même en danger dans le temps de la sortie de l'enfant, principalement quand il est gros, qu'il demeure au passage, et que la sage-femme ne prend pas suffisamment ses précautions. En effet, si l'on n'a soin de le retenir pendant les grandes douleurs et d'y porter la main pour en arrêter le choc, il est à craindre que dans l'effort, venant à donner impétueusement contre ces varices, elles ne se rompent et qu'elles ne causent, par leur rupture, une perte de sang considérable, capable de faire mourir.»

Cette rupture avec hémorrhagie immédiate non précédée de thrombus est peu fréquente. Je n'en ai relevé dans les recueils scientifiques que deux cas authentiques, dus, l'un à d'Outrepont (2) (sous le titre de Tumeur variqueuse énorme des parties génitales, rupture au moment du travail, hémorrhagie grave, application de forceps, guérison). L'autre à Stendel, où la mort se produisit pendant le travail (3).

Afin d'éviter cet accident, l'accoucheur devra engager la femme à ne pas obéir au besoin si impérieux de pousser, à mettre un terme aux cris prolongés que certaines d'entre elles font entendre dans les dernières douleurs. Si ces souffrances étaient très vives et l'agitation grande, ce serait tout à fait le cas d'en venir à l'inhalation du chloro-

(1) La pratique des accouchements, Paris, 1694.
(2) Mémoires et matériaux concernant l'art des accouchements, t. I, p. 202.
(3) Medizinische Correspondenzblatt, janvier 1834, et Gaz. méd., p. 330.

forme. Il est avantageux d'imposer pendant tout le temps du travail, la position horizontale et même de placer le bassin sur un coussin résistant pour éviter la déclivité. En outre, il faut diminuer les résistances à vaincre, en vidant la vessie si elle est pleine, en administrant un lavement. Les conseils que Peu formulait, il y a plus de cent ans, sont restés excellents, et Chailly (1) les a mis en pratique avec succès en 1835, à la Clinique d'accouchements; il lui suffit de soutenir les varices vulvo-vaginales avec les doigts jusqu'à ce que la tête, s'engageant dans les parties génitales, les comprimât elle-même.

Dans un cas analogue, Delannoy (de Boulogne-sur-Mer) est arrivé au même résultat en appliquant le forceps, non pas après la rupture, comme l'avait tenté d'Outrepont, mais avant et sans que la déchirure se produisît. Il l'a fait avec des précautions extrêmes, de manière à n'intéresser en rien les varices. Voici la note que je dois à son obligeance.

Obs. (inédite). — Mme Lerovillois, 32 ans, robuste, bien conformée ; varices nombreuses aux cuisses et aux jambes; accouche pour la sixième fois. Couches ordinairement rapides.

Cette fois, quoique la présentation soit normale, le travail dure depuis huit heures.

Depuis trois heures la sage-femme remarque que la tête engagée n'avance pas et qu'elle est empêchée dans son évolution par plusieurs petites tumeurs de la grosseur d'une aveline formant dans leur ensemble une sorte de bourrelet entre la vulve et la tête de l'enfant.

L'index introduit environ de la moitié de sa longueur touche la tête du fœtus; il est comprimé de toute part pendant les contractions par les tumeurs sus-désignées au nombre de trois ou quatre, qui, molles et réductibles en dehors des contractions, deviennent irréductibles et très dures pendant les douleurs. L'application du forceps, précédée de l'introduction de la main en dehors des contractions, se fait aisément et une très légère traction amène la tête de l'enfant sans qu'aucune des tumeurs en question se rompe.

Lorsque l'on craint d'avoir recours au moyen précédent, et qu'il y a obstacle au passage du fœtus, Deneux a préconisé de pratiquer à l'aide d'une lancette une piqûre sur la veine variqueuse. La plaie obtenue ainsi serait, en effet, probablement moins grave que celle qui résulte d'une déchirure spontanée.

On serait d'ailleurs bien sûr, dit Lesguillons, de n'ouvrir qu'un seul vaisseau et de pouvoir plus facilement arrêter l'hémorrhagie

---

(1) Traité pratique des acc. Paris, 1842, p. 437.

après l'accouchement. Enfin dans les cas où la tumeur occupe les parois vaginales, Blot signale comme dernier avantage la possibilité de choisir la veine la plus rapprochée de l'orifice vulvaire, ce qui rendrait beaucoup plus facile l'application ultérieure des moyens hémostatiques.

Hervieux (1) s'élève avec énergie contre le conseil donné par Deneux et lui adresse deux reproches graves : « Le premier, c'est qu'en prévision d'un accident que sa rareté bien connue rend fort peu présumable, il est pour le moins imprudent d'inciser des varices qui ne se seraient pas ouvertes d'elles-mêmes et de s'exposer ainsi à une hémorrhagie susceptible de faire périr la mère et l'enfant ; le second, c'est que vous pratiquez l'opération dans les conditions les plus défavorables, puisque l'analyse des faits recueillis jusqu'à ce jour nous montre l'hémorrhagie génératrice du thrombus ayant ses conséquences les plus redoutables pendant la grossesse et pendant le travail. »

A mes yeux, ces objections ont d'autant plus de valeur que nous avons cité des observations où, avec un peu de soin, on a pu prévenir la rupture des varices, et que, dans la citation ci-dessus, Deneux lui-même reconnaît que « peut-être l'écoulement n'aurait pas eu lieu. »

Si, malgré ces considérations, qui doivent donner à réfléchir, on acceptait l'opinion de ce dernier auteur, il ne faudrait user du moyen qu'il propose, que si la terminaison immédiate de l'accouchement était possible. Il n'y aurait d'exception que pour les tumeurs variqueuses dont la rupture serait imminente. Il faudrait alors après la piqûre, aussitôt les varices affaissées, pratiquer le tamponnement.

Les hémorrhagies provenant de rupture de varices vaginales peuvent être, après l'accouchement, confondues avec des pertes utérines, erreur qui peut être préjudiciable à la malade. Un examen attentif devra être fait. Budin a appelé l'attention (2) sur un signe qui, selon lui, pourrait mettre sur la voie du diagnostic du siège réel de ces hémorrhagies. Ce signe consiste dans une large tache de sang occupant l'épaule ou le tronc du fœtus. Cette opinion est basée sur deux observations fort remarquables.

J'ai intentionnellement réservé pour la fin l'étude des accidents

_____

(1) Traité th. et prat. des mal. puerp., 1870, p. 494.
(2) Note sur un signe permettant de reconnaître une hémorrhagie des parois du vagin après l'accouchement. *In* Progrès médical, 1877.

dont peuvent devenir le siège les varices du clitoris, parce que leur mode de production n'est pas le même.

On conçoit qu'au moment où la tête franchit la vulve, le capuchon du clitoris soit tiraillé et comprimé au point de pouvoir se déchirer. Il arrive que cette éraillure ait lieu en dehors de l'état variqueux. A plus forte raison doit-il en être ainsi quand la muqueuse est devenue friable et les vaisseaux plus saillants et par conséquent moins protégés.

Obs. (personnelle). — J'ai été appelé le 1ᵉʳ mai 1870 auprès d'une dame âgée de 39 ans, primipare, et qui venait d'être accouchée par Mᵐᵉ G..., sage-femme. Avant la délivrance, elle avait été prise d'une hémorrhagie considérable ; le col était inondé de sang. Pensant à un décollement partiel du placenta, j'introduisis la main et pus l'extraire sans rencontrer de difficulté. L'utérus se contracta immédiatement, mais l'écoulement continuait et une syncope se manifesta. Voulant rechercher le point exact d'où partait la perte, je fis mettre la malade sur le bord du lit et, lavant à grande eau, je ne tardai pas à découvrir une fissure presque imperceptible siégeant sur le capuchon du clitoris à gauche et se dirigeant vers la petite lèvre correspondante. N'ayant pas de serre-fine sous la main, j'arrêtai promptement le sang en passant une épingle ordinaire, comme pour une suture entortillée, de chaque côté des lèvres de la solution de continuité et en la fixant avec un fil ciré. La guérison se fit sans accidents. La varice qui avait été le point de départ de l'hémorrhagie prit un développement plus considérable à une nouvelle grossesse, survenue trois ans après, mais cette fois, l'accouchement ne présenta aucune complication.

BIBLIOGRAPHIE.

Barnes. British med. Journ., 13 nov. 1875, p. 603. — Bassett. Transactions de la Soc. obst. de Londres, vol. XIV, p. 60. — Blot. Des tumeurs sanguines de la vulve et du vagin, pendant la gross. et l'acc. Th. d'agrég., 1853, p. 66, 67. — Budin. Signes diagnostiques de l'hémorrhagie vaginale pendant la délivrance. Progrès médical, 1877. — Chailly Traité d'acc. Paris, 1842, p. 537. — Cramer. Dublin med. Journ. of med. sc., vol. XVII, p. 514 et Medic. Zeitung, 11 mars 1843. — Cruveilhier. Anat. pathol. gén., t. II, p. 820. — Depaul. G zette des hôpitaux, 6 mars 1872. — Deneux. Des tum. sang. de la vulve et du vagin, 1830, p. 132. — Elsoeser. Med. Correspondenzblatt, janvier 1834, et Gaz. méd., 1834, p. 744. — Farre. Cité par Playfair. Treatise on the sc. and pract. of Med., t. I, p. 27. — Hervieux. Tr. théor. et prat. des mal. puerp., 1870, p. 494. — Hesse (d'Emmerich), Berlin. medic. Zeitung, n° 48, 1842. — Houghton. Trans. de la Soc. obst. de Londres. — Joulin. Traité d'acc., p. 373. — Kobelt. De l'appareil du sens génital dans les deux sexes, trad. par Kaulla, p. 106. — Lachapelle (Mᵐᵉ). Prat. des accouchements, t. III, p. 200. — Lesguillons. Th. de Paris, 1869, n° 152. — Massot. Bulletin de l'Acad. de méd., séance du 28 sept. 1830. — Outrepont (d'). Mém. et prat. concernant l'art des accouchem. t. I, p. 102.— Peu. La pratique des acc. Paris, 1694.—Rambaud. Anat. et phys. du tissu érectile. Th. d'agrég. Paris, 1860. — P Richard. Etude sur la phlébectasie superf. chez la femme enceinte. Th. Paris, 1876, n° 501. — Rouget, Journ. de phys. de Brown - Séquard. — Sappey. Anatomie. — Selignac. Des rapprochement sexuels dans le rapport étiol. avec les maladies. Th. Paris, 1861. — Stendel. Medic. Correspondenzblatt, janvier 1834 et Gaz. méd., 1834, p. 330. — Tarnier, cité par Lesguillons. — Trélat. Bull. de la Soc. de chirurgie, 1862. — Il existe en outre dans les Schmidt's Jahr. une obs. sans nom d'auteur, intitulée : Rupture d'une varice pendant la grossesse et mort, t. CXXXII, p. 183. — Woodworth. In Cincinnati Lancet, 1858.

La rupture d'une veine sans que la muqueuse soit intéressée en même temps qu'elle et l'épanchement sanguin qui en est la suite constituent, on le sait, le thrombus. Cette question est assez importante pour que je lui consacre un article spécial.

Thrombus de la vulve et du vagin.

On donnne le nom de thrombus de la vulve et du vagin à des tumeurs constituées par du sang épanché ou infiltré dans le tissu lamineux de ces organes. Elles peuvent se montrer en dehors de la grossesse (Velpeau), mais elles se rencontrent principalement, sinon exclusivement pendant l'état puerpéral.

J'ai hésité un certain temps avant de consacrer un chapitre à ce sujet, parce qu'il n'est rien moins que démontré que les thrombus de la vulve et du vagin se rattachent à un état variqueux des veines de la région où ils se produisent. Cependant je m'y suis décidé parce que bon nombre d'auteurs, Deneux (1) et Blot (2) à leur tête, reconnaissent que leur cause prédisposante est une dilatation des vaisseaux avec amincissement de leurs parois.

Meissner (3), Elsasser (4), P. Dubois, Jacquemier, Cazeaux ont

(1) Des tumeurs sanguines de la vulve et du vagin. Paris, 1830.
(2) Des tumeurs sanguines de la vulve et du vagin. Th. d'agrég., 1863, p. 2.
(3) V. la Bibliographie.
(4) Med. Correspondenzblatt, 1er janvier 1834.

adopté cette manière de voir. Siebenhaar (1) en trouve la confirmation dans ce fait que les varices dont on avait constaté la turgescence dans les parois du vagin avant l'accouchement, disparaissent tout à coup, s'affaissent aussitôt que la tumeur sanguine est formée.

Pour Deneux, l'amincissement variqueux prédispose à la rupture, puis la distension et l'accumulation démesurée du sang la détermine et amène finalement le thrombus. Selon lui, le séjour prolongé de la tête au détroit inférieur, les efforts très violents de la femme, ainsi que les contractions très énergiques de l'utérus sont moins importants à noter que l'affaiblissement des parois veineuses. Tous les jours, dit-il, ces efforts s'observent sans qu'il en résulte de thrombus; au contraire, on a vu plusieurs fois ce dernier accident se manifester sans qu'il ait été précédé des circonstances que nous venons d'indiquer.

Mon ancien collègue d'internat, Perret (2), n'est pas aussi exclusif. Il admet ce mode de formation, mais dans les cas rares. Il a en effet dépouillé quarante-trois observations de thrombus et a trouvé que les varices de la vulve et du vagin n'ont été notées que deux fois. Si l'on en croit Laborie (3), Paul Dubois n'attribuait aux varices qu'une influence secondaire.

Perret (4) est plus porté à admettre que le mécanisme des thrombus s'explique par un décollement des parois vaginales, et un épanchement en nappe.

A ces objections je répondrai que des varices de la vulve et du vagin ont pu exister sans avoir été notées dans les observations, ceux qui les recueillaient négligeant d'en relever la présence ou ne leur attachant qu'une importance légère. Je dois dire toutefois que tous les praticiens n'ont pas agi de la sorte, car dans l'observation 17 de la thèse de Blot, empruntée à Vogelmann (5), il est dit que, dans aucune de ses grossesses, on n'avait remarqué, chez la femme qui en est le sujet, de tumeurs variqueuses en aucun point du corps.

Plus heureux que Perret, j'ai pu rassembler neuf faits où elles sont signalées.

_____

(1) Observatio de Tumore vaginæ sang. ex partu oborto. Lips, 1824, p. 391.
(2) Des tum. sanguines intra-pelv. Th. Paris, 1864.
(3) Hist. des thromb. de la vulve et du vagin. Paris, 1860, p. 22.
(4) Des tumeurs sanguines intra-pelviennes. Th. Paris 1864, p. 14.
(5) Arch. gén. méd., 1835, t. VII, p. 132.

Mais voici des considérations plus sérieuses. Il est bon de remarquer, dit Hervieux (1) que les varices de la vulve et du vagin sont une affection très commune chez les femmes qui viennent accoucher à la Maternité et cependant le thrombus est un accident très rare. Qu'est-ce à dire ? C'est que la grossesse, malgré la tendance variqueuse qu'elle imprime à la portion sous-ombilicale du système veineux, ne crée pas une prédisposition aussi grande qu'on pourrait le croire aux ruptures de cet ordre de vaisseaux et aux épanchements vulvo-vaginaux ou intra-pelviens qui peuvent en être la conséquence.

Une seconde réflexion, et elle a sa valeur, me paraît sérieuse. Deneux et Blot ont établi que les tumeurs sanguines génitales sont aussi fréquentes chez les primipares que chez les multipares. Allant plus loin, Perret imitant en cela Mac Clintock, a démontré par des chiffres que le thrombus intra-pelvien se rencontre cinq fois plus souvent chez les primipares que chez les multipares. Or les varices vulvo-vaginales sont, au contraire, nous l'avons vu, pour ainsi dire inconnues chez les primipares. Il faudrait donc trouver la cause des thrombus plutôt dans la résistance des parties, leur étroitesse, que dans l'existence préalable des varices.

L'incertitude est telle sur ce point de physiologie pathologique que nous essayons en vain d'éclaircir, que l'origine artérielle ou veineuse du thrombus a même été discutée. Le sang vient-il de l'une de ces deux sources ou des deux à la fois. Déjà Boër écrivait: « Interea, « utrum ex venis cruor aut arteriis difficile finitu (2). » Siebenbaar (3) douze ans plus tard, exprime les mêmes doutes, quand il dit :

« La couleur du sang, ni ses autres qualités ne prouvent rien. Il n'est permis de rien affirmer qu'autant que le sang qui s'écoule au dehors est fraîchement sorti des vaisseaux, ou que les varices, dont on avait constaté la turgescence dans les parois du vagin, disparaissent tout à coup. Sans nul doute les veines, quoique plus minces, sont plus résistantes que les artères; mais les veines, par leur position superficielle, étant plus exposées aux violences extérieures, sont plus facilement déchirées que les artères dans l'acte de la parturition. Du reste, il n'y a pas de différence sensible, quant à la violence de l'hémorrhagie, entre une veine et une artère, l'expérience nous ayant appris

(1) Hist. des mal. puerp. Paris 1870, p. 460.
(2) De fluxu quod. sang., etc., p. 319.
(3) Obs. de tum. vag., etc., p. 18.

que les veines ne donnent pas moins souvent lieu, en raison de leur faible contractilité, à des hémorrhagies opiniâtres. »

Kronauer se déclare nettement et place ce point de départ dans une déchirure des veines.

« On ne perçoit, dit-il, au début, à la fin, et dans le cours de la formation du thrombus, ni pulsations artérielles, ni douleurs pulsatives. L'ouverture de la tumeur ne livre passage qu'à des caillots plus ou moins noirs, épais ou fluides, suivant la durée de la maladie, et l'on ne voit jamais survenir l'hémorrhagie artérielle qui se produirait si, par l'incision, on avait pénétré dans une poche anévrysmale. Les veines sont plus exposées que les artères aux dilacérations, d'abord en raison de la faible résistance de leurs tuniques, ensuite parce qu'elles sont plus souvent que les artères le siège de stagnations sanguines. (1). »

Nous avons déjà donné l'opinion de Deneux, qui « persiste à croire que dans *tous les cas* les tumeurs sanguines de la vulve et du vagin sont occasionnées par la rupture des veines ».

Laborie, Perret, croient que le sang est fourni à la fois par les deux ordres de vaisseaux.

On voit que de nouvelles études sont nécessaires pour élucider cette question de pathogénie. Quoi qu'il en soit, il est avéré qu'il existe des observations où une disposition variqueuse est explicitement signalée. A l'aide de celles-là seulement nous avons rédigé cette partie de notre travail, ne donnant ici qu'un résumé de la question générale qui est traitée du reste *in extenso* dans beaucoup de traités classiques et dans des mémoires nombreux que nous énumérons plus loin. (V. *Indice bibliographique.*)

Considérés abstraction faite de leur cause première, les thrombus de la vulve sont extrêmement rares, puisque sur 14,000 accouchements, Dubois n'en a observé que trois cas, Deneux un cas en 40 ans, et sur 16,000 accouchements Hervez de Chegoin un cas en 20 ans. On n'en cite que trois exemples appartenant à Cazeaux et deux à Depaul. Blot n'en a jamais obrervé. Hervieux relate aussi leur rareté ; aussi ai-je été très étonné de lire que Fordyce Barker en avait vu 22 (2). Sur un total de 1,600 accouchements dont plus de 500 étaient difficiles (j'avais été appelé par des confrères ou des sages-femmes), je n'en ai jamais rencontré.

(1) De tum. génit., etc., p. 116.
(2) The puerperal diseases, p. 60.

L'hématocèle vulvaire, comme l'appellent les Anglais (1) siège plus fréquemment à la vulve que dans le vagin ; le voisinage des bulbes, dit Joulin (2), explique suffisamment cette prédilection.

Il affecte le plus souvent les grandes lèvres; on l'a observé rarement dans les petites; il n'est pas commun que l'épanchement envahisse les deux lèvres à la fois; une seule en est ordinairement affectée. Dans le vagin, la tumeur occupe surtout les parties latérales. La vascularité moindre et la densité du tissu cellulaire de la région postérieure rend compte de leur rareté en ce point. Les thrombus du vagin envahissent souvent la vulve; ceux de cette dernière région se propagent au périnée; dans les formes les plus graves, le sang peut se répandre en écartant les tissus à une distance considérable, comme dans le cas rapporté par Cazeaux, où il a gagné paren haut, l'ombilic en avant, et les attaches du diaphragme en arrière. Nous renverrons, pour plus amples détails, au mémoire de Laborie déjà cité, et à l'article d'Hervieux.

Les thrombus de la vulve constituent une complication redoutable de l'accouchement. Sur 124 cas réunis par différents auteurs français, 44 se terminent d'une manière fatale. Mais il faut faire attention que peut-être n'a-t-on pas publié tous les cas heureux. Fordyce Barker, en effet, remarque que la mortalité a diminué depuis que la nature et le traitement de cette maladie ont été mieux compris; sur 5 cas rapportés par Mansoni, un seul a été suivi de mort, et sur 22 dont il a été témoin lui-même, deux succombèrent et encore ces trois morts sont-elles attribuables à la fièvre puerpérale et non à l'accident lui-même.

On voit quelquefois la tumeur apparaître avant l'accouchement, mais le plus communément elle se forme vers la fin du travail ou même après la sortie du fœtus. Dans cette dernière occurrence, il est probable que la déchirure du vaisseau s'est produite avant la naissance de l'enfant et que la pression de la partie engagée, véritable tamponnement naturel, a empêché momentanément le sang de s'épancher. Telle est du moins l'explication très plausible que donnait déjà Deneux.

Ce n'est pas toujours la pression de la tête qui peut être invoquée comme cause déterminante des thrombus ; dans une observation reproduite par Blot (p. 41), et dans une autre (3), c'est le chirurgien en faisant la version qui déchira la veine dilatée. Enfin on a observé des

(1) Playfair, t. II, p. 28.
(2) Traité d'acc., p. 874.
(3) Pingeon, mem. de l'Acad. des sciences arts et belles-lettres de Dijon 2e, 3e et 4e livraisons et Arch. gén. de méd., t. XXX, p. 410.

thrombus apparaissant plusieurs heures, plusieurs jours même après la délivrance. Dans ces cas, pense P. Dubois cité par Cazeaux (1), les vaisseaux violemment contus ou même mortifiés peuvent ne se rompre que plus tard, alors seulement que la partie qui a subi l'attrition se détache. La muqueuse plus extensible que les parois veineuses pourra fuir, pour ainsi dire, devant la violence exercée sur le vaisseau distendu et ne pas éprouver elle-même un aussi fâcheux effet; d'où, l'épanchement tardif du sang dans le tissu cellulaire sous-muqueux. Cazeaux va encore plus loin dans la voie des hypothèses; il suppose que, les parois veineuses ayant été très affaiblies soit par une distension excessive soit par le tiraillement qu'elles ont supporté pendant le travail, un mouvement brusque, un effort violent, un accès de toux, une inspiration profonde etc., pourront déterminer dans ces vaisseaux un afflux de liquide assez considérable pour produire leur déchirure spontanée, même plusieurs heures après la délivrance. J'ai tenu à reproduire toutes ces explications, quoiqu'elles ne reposent pas sur des preuves certaines. C'est ici le cas de dire avec Hervieux : « Dans un sujet aussi plein d'obscurité, cette abondance d'idées, tout hypothétiques qu'elles soient, a l'avantage d'ouvrir la voie aux recherches positives, soit cadavériques, soit expérimentales. »

Les symptômes du thrombus vaginal sont : une vive douleur s'étendant au dos et aux cuisses, l'apparition brusque dans les grandes lèvres d'une tumeur bleuâtre ou même bleu foncé, l'augmentation continue de cette tumeur qui, tantôt est dure, comme pâteuse, tantôt peu franchement fluctuante, suivant l'état du sang qu'elle contient. Si l'effusion sanguine intéresse les parties profondes seulement, le diagnostic peut être tout d'abord plus difficile ; le toucher vaginal en révèlera la présence.

Dans certaines circonstances, la distension des lèvres est si grande que les parois muqueuses ou cutanées, qui avaient résisté jusque-là, se rompent, et il se fait une hémorrhagie pouvant mettre en danger la vie de la femme. Seulen (2), Ebert (3), Riecke (4) et d'autres auteurs

---

(1) Tr. d'acc., 7e édit., 1867, p. 695.

(2) Van Siebold. Journal für Geburtshulfe etc. T. IX, cah. I, p. 188. (Il y avait en même temps des varices des jambes.)

(3) Arch. gén. de médecine, 1834, t. IV, p. 610. (Varices des membres inf.).

(4) Arch. gén. de méd. 1834. (Varice vaginale très près du col utérin, deux observations.

Cazin.   8

dont le nom m'échappe (1) ont publié des exemples de ce mode de rupture amenant la mort. Il est à noter que, dans ces cas, il y avait toujours en même temps des varices des extrémités inférieures et que par conséquent il n'y a pas de doute sur l'origine variqueuse des thrombus.

La terminaison des tumeurs sanguines de la vulve et du vagin peut se faire : 1° par résolution, si la quantité de sang épanché est médiocre ; 2° par rupture avec ou sans hémorrhagie, ainsi que nous venons de le dire plus haut ; 3° par suppuration ; ouverture spontanée ou chirurgicale du foyer ; le pus entraîne avec lui des débris de caillot. Blot en a publié un cas intéressant (p. 16) ; 4° par gangrène des parois du foyer sanguin.

La suppuration et la gangrène amènent quelquefois la mort.

On comprendra que je ne peux entrer dans tous les détails que nécessiterait l'étude des thrombus ; la question ne rentrant qu'incidemment dans mon sujet, je ne dois strictement que signaler ce qui a rapport au rôle des varices dans leur production, leur symptomatologie et leur traitement.

Celui-ci devra être prophylactique et curatif. Il est évident que la constatation des varices sur les extrémités ou à la vulve devra mettre l'accoucheur en garde contre l'éventualité de la production d'un thrombus, Il devra redoubler d'attention et éviter, suivant le conseil d'Hervieux et de Cazeaux, ces attouchements fréquents que les anciens recommandaient dans le but plus qu'hypothétique de *préparer les parties*. Siebenhaar (1) et Delius (2) s'élèvent déjà contre ces dangereux massages vaginaux. « Imperita denique obstetricium admotio manuum, écrivait ce dernier, improvide et graviter labia palpando, tumoris pudendorum ratio esse potest. » Par contre, on a recommandé une douce compression des varices. Nous renverrons pour ces conseils, ainsi que pour ce qui a trait à l'ouverture préventive des varices vulvaires, à la première partie du présent chapitre.

Le traitement proprement dit doit nécessairement varier avec le volume du thrombus et le moment où il se montre. S'il se développe pendant le travail, à moins qu'il ne soit excessivement petit, il pourra s'opposer au passage de l'enfant. Il est alors tout naturel de terminer l'accouchement le plus tôt possible, pour supprimer tout obstacle à la libre circulation veineuse de la vulve et du vagin. Dans ce but, on

(4) Arch. gén. de méd. 1834.

appliquera le forceps aussitôt que la tête pourra être aisément saisie. Il faudra prendre la précaution d'introduire les branches de l'instrument, autant que possible, dans l'intervalle des douleurs.

Si la tumeur elle-même empêche la sortie de la tête, ou si elle est d'un volume trop considérable, il deviendra nécessaire de l'ouvrir largement à un point le plus saillant, d'en extraire les caillots, et d'arrêter l'hémorrhagie avec du coton bien imprégné d'une solution de perchlorure de fer, pendant que la pulpe des doigts maintient ce tampon en place. On arrive par ces moyens à faire porter la compression exactement sur le lieu d'où part le sang et son écoulement peut être suspendu sans trop de difficulté. Ce mode d'intervention est rendu urgent si la rupture spontanée s'est produite, car ainsi que les observations précédentes en font foi, l'hémorrhagie est alors souvent profuse et il est de toute importance d'atteindre l'endroit le plus rapproché possible du vaisseau qui en est le point de départ.

Si le thrombus n'est pas assez volumineux pour s'opposer à l'accouchement, et si on ne le constate qu'après la sortie de l'enfant, on doit se poser une question : Ne vaut-il pas mieux laisser la nature agir et attendre la résorption, tout en surveillant la malade ? Ce traitement par l'expectation, préconisé par Cazeaux et Hervieux, semble le plus rationnel. La lenteur de la convalescence est un désavantage relativement peu marqué qui ne serait pas contre-balancé par les chances d'hémorrhagie grave et de septicémie pouvant succéder à une incision intempestive du foyer sanguin. Car on est pas toujours aussi heureux que la sage-femme dont parle Mme Lachapelle (1), qui incisa la tumeur, fit l'extraction d'une grande quantité de caillots noirâtres et fétides contenus, non seulement dans la grande lèvre, mais dans le tissu cellulaire du bassin et qui obtint, grâce à des injections détersives, une guérison complète trois semaines après.

Si la suppuration se développe, l'incision devient moins dangereuse, immédiatement du moins. Il est alors probable que les orifices vasculaires se seront oblitérés et on aura mis de côté la possibilité d'une hémorrhagie secondaire. Reste la scepticémie. Quand le foyer suppuré est ouvert, soit par le chirurgien, soit par ramollissement ou gangrène des parois, cet accident a été observé. Pour l'éviter, il ne faut jamais oublier de prévenir la stagnation, de frayer aux liquides une large

---

(1) Pratique des acc., t. III, p. 200.

issue ou d'employer le drainage à l'aide d'un *gros* tube en caoutchouc fenêtré par lequel seront faites très libéralement des injections désinfectantes et antiseptiques (acide phénique, Thymol, permanganate de potasse, etc).

C'est dans les cas de ce genre que l'incision sous le spray et un pansement de Lister approprié à la région serait de nécessité presque absolue.

Comme il m'a fallu, pour les raisons indiquées plus haut, faire des thrombus vulvaire et vaginal une description écourtée, j'ai cru utile de donner ci-après la bibliographie de la question envisagée à un point de vue plus général que celui où j'ai dû nécessairement l'étudier.

BIBLIOGRAPHIE

AUDIBERT. Dissertation sur l'épanchement sanguin qui vient aux grandes lèvres ou dans l'intérieur du vagin pendant le travail ou à la suite de l'acc. Th. Paris, 1812. — BARBAULT. Cours d'accouchements, t. I, p. 49. — BAUDELOCQUE. Journ. gén. de médecine, t. I, p. 466. et art. des acc. 8e édit, t. II, p. 264. — BERDOT, Abrégé de l'art d'accoucher, 1813, t. II, p. 541. — BLAYDEN. The med. and. phys. Journal, vol. XI, 1804, p. 402. — BLOT. Des tumeurs sanguines de la vulve et du vagin pendant la grossesse et l'acc. Thèse d'agrég., Paris, 1853. — BOER. De flexu quodam sanguinis in puerperis ante incognito. Dans le 2e vol. naturalis medicinæ obstetriciæ, libri septem, Vindeb., 1812. — BRASDOR. Recueil périodique, t. I. p. 369. — CASAUBON. Journ. gén. de méd., t. I, p. 456. — CAZEAUX. Traité th. et prat. de l'art. des accouchements, 5e édition, p. 613 ; 7o édit. annotée par Tarnier, p. 693 ; Gaz. méd.-chir., février, 1846, p. 65. — CHAILLY, Traité prat. de l'art des acc., 2e édit., p. 482. — CHAUSSIER. Bull. de la Société de médecine, t. II, p. 54 ; Mém. et cons. de méd. lég., p. 399. — COUTOULY. Mémoires, p. 140. — DELIUS. Amœnitates med., decas quinta, pagina 394. — DENEUX. Mémoires sur les tum. sanguines de la vulve et du vag., Paris, 1830, in-8o. — DEPAUL, cité par Blot. Des tum, etc., voy. plus haut. — DEWEES. Journ. de Philadelphie, 1827, no 17, p. 421. — DROMARD. Des tum. de l'utérus et du vagin comme cause de dystocie, th. Paris, 1853. — DUBOIS (P.). Bull. de thérap., 1843, t. V, p. 610. — ELSASSER. Med. Correspondenzblatt, 1er janvier 1834. — FABRE, de Meyronnes. Revue méd. chir., t. VII, p. 173. — FICHET de FLECHY. Obs. de méd. de chir. et d'accouchements, 3e partie, p. 375. — FORDYCE BARKER. The puerperal diseases, p. 60. — FORMI. In Bibl. de méd. et de chir. par M. Bonnet, 1738, obs. 168. — FOUILHOUSE. Gaz. méd., Paris, 1834, p. 771. — GAILLARD. De la thérapeut. des thr. vulv., Journ. des conn. médico-chir., 1844. — GIRARD. Contribution à l'étude des thrombus de la vulve et du vagin, th. Paris, 1854, p. 10. — HERVEZ de CHÉGOIN. Journ. univ. hebd., 1832, t. VIII, p. 375.

— HERVIEUX. Traité clinique et prat. des mal. puerp. [etc., Paris, 1870, p. 457. — JALLAUD (R.), Obst. trans., vol. XIV, p. 43. — JACQUEMIER. Manuel des accouch. Paris, 1846, t. II. — JOERG. Versuche und Beiträge, Leips., 1806, p. 232. — JUMMÉ (de). Revue méd.-chir., t. VII, p. 112. — KRONAUER (J.-H.). De tumore genitalium post partum sanguineo. Basil., 1734. Diss. inaug. — LABORIE. Histoire des thrombus de la vulve et du vagin, spécial. après l'acc., Paris, 1860, et Bull. de l'Acad. de médecine, séance du 6 novembre 1860. — LACHAPELLE (Mme). Pratique des acc., t. III, p. 201. — LEDRAN. Cons. de chirurgie, p. 376. — LEGOUAIS. Article thrombus du dict. des sciences médicales. — MAC CLINTOCK. Diseases of Women, 1863, p. 273. — MAC BRIDE. Med. obs. and inquiries, vol. V, p. 89. — MARTIN (le jeune). Mémoires de méd. et de chir., p. 351. — MEISSNER. Gemeinsame deutsche Zeits. für geburtskunde, 1830, B. V. heft. II, S. 189. — MASSOT, Bull. de l'Acad. de méd., séance du 28 sept. 1838. — OSIANDER. Denks vurdigkeiter für die Heilkunde und Geburtshülfe, vol. I, part. 2, p. 283. — OUTREPONT (d'). Mémoires et prat. concernant l'art des acc., t. I, p. 202. — PACULL. Journ. gén. de médecine, t. XIII, p. 61. — PERRET. Des tumeurs sanguines intra-pelviennes, th. de Paris, 1864. — PEYRILHE, Hist. de la chirurgie, t. II, p. 784. — PINGEON. Arch. gén. 1re série, t. XXX, p. 410. — POPULUS, Thèse de Paris, 1857, no 246. — RAU. De sanguineo tumore genitalium feminæ, Heidelb., 1845. — REEVE, Journ. des progrès, t. VIII, et Lond. med. journ., 1788, p. 119. — RIECKE. Arch. gén. méd., 1834. Quatre observations. — RUEFF (J.). De generatione et conceptu hominis, liv, VI, folio 35 ; Tigurini, 1554. — Le SCHMIDT's J., t. XXI, p. 144, cite un travail intitulé : « Varices du vagin comme cause de thrombus vaginal » que je n'ai pu me procurer. — SCHMIDEL. De tumoribus a graviditate, Erl., 1755. — SÉDILLOT. Recueil de la Société de médecine, t. I, p. 46. — SEULEN, dans Von Siebold's Journal für Geburstshulfe, t. IX, cah. I, p. 188. — SIEBENHAAR. Observationes de tumore vaginæ sanguineo ex partu oborto, Leips., 1824. — SIEBOLD. Biblioth. germanique médico-chir., t. VI, p. 195. Journ. génér. de méd., t. I, p. 460. — VAUCLIN. Des tum. sang. de la vulve et du vagin pend. la gross. et l'acc., th. Paris, 1858. — VELPEAU. Traité de tocologie, 2e éd., 1835. Art. Contusion du Dict. en 30. — VESLINGIUS. Obs. anat. Epistole med., etc., editæ a Th. Bartholino, p. 168. — VINTRIGNIER, Mém. de la Société de méd. de Rouen, 1823. Arch. gén., 1828, 1re série, t. XVIII, p. 285. Revue médicale, 1828, p. 397. — VOGELMANN. Arch. gén. de méd., 1835, t. VII, p. 132. — WYFFELS. Revue médico-chir., t. IV, p. 370. — ZELLER. Bemerkungen über d. pr. Enthendungskunst, Wien., 1789, p. 105.

Inflammation des varices vulvaires et vaginales.

Les varices de la vulve et du vagin s'enflamment rarement quand il n'existe pas d'autres lésions.

Cette complication s'observe plutôt après les ruptures et surtout les thrombus. Nous avons cependant relevé dans une des observations de Marquet (1) la présence d'un abcès consécutif à l'inflammation d'une varice de la grande lèvre coïncidant avec une phlébite variqueuse des extrémités inférieures. Sans s'expliquer sur ce sujet, Bartsch (2) reconnaît pour des causes de la phlébite utérine la phlébectasie des organes génitaux externes. Il ne dit pas s'il entend par là que l'inflammation peut débuter par les veines vaginales dilatées.

Nous trouvons dans Hervieux (3) des exemples de vaginite hypertrophique puerpérale où l'on peut, jusqu'à un certain point, établir une corrélation entre l'inflammation et l'état morbide antérieur des veines.

Ces cas sont rares; Béhier dans sa clinique en a décrit un à peu près analogue. Mais nous ne saurions nous arrêter sur ce sujet, d'autant plus que, le plus souvent, l'inflammation des veines du vagin, si tant est qu'on prouve son origine variqueuse, n'est pas ici en première place, la phlébite utérine étant tout à fait prédominante.

CHAPITRE II.

VARICES DU COL UTÉRIN.

Cette variété des varices des parties génitales, quoique peu fréquente, doit être moins rare qu'on ne serait porté à le croire d'après le petit nombre de travaux qui lui a été consacré. Pendant la grossesse, les femmes, même très incommodées de douleurs, de sensations, de poids, etc., ne s'adressent généralement pas à leurs médecins, et les chefs de service des grands établissements, comme Saint-Lazare, sont seuls à même d'examiner au spéculum une grande quantité de cols utérins pendant la gestation.

Cet état de congestion, signalé précédemment, qui donne à tout le système génital une coloration violacée, atteint le plus haut degré sur la portion vaginale du col dès la première grossesse. Chaque nouvelle gestation amène des dilatations veineuses nouvelles qui finissent par devenir pour ainsi dire permanentes. C'est là le fait normal, physiologique. Un pas de plus et nous avons le phénomène pathologique, la varice.

Les auteurs du XVIIe siècle avaient connaissance de l'existence de

(1) De l'infl. spont. des veines variq. chez les f. enceintes, etc., th. Paris.
(2) Report, in Lancet, 16 avril 1836.
(3) Traité clinique et prat. des mal. puerp. Paris, 1870, p. 410.

cette lésion. Je lis dans Peu (1) : « Les veines et les artères qui arrosent le col de la matrice se remplissent quelquefois de sang atrabilaire et mélancolique. Quand elles en sont trop pleines, elles s'étendent et se dilatent de telle manière qu'elles font des varices dans toute sa circonférence, auxquelles les efforts qu'il faut faire dans certaines conditions contribuent beaucoup. »

Plus tard, Vandelstædt (2) pensait que les thrombus de la vulve et du vagin avaient pour origine une rupture des vaisseaux utérins. De nos jours, les varices du col sont admises par tout le monde, mais les auteurs leur accordent à peine une mention. Pour J. Cloquet (3). Elles constituent un état inhérent à certaines grossesses comme les veines et les tumeurs hémorrhoïdales chez un assez grand nombre de femmes pendant la gestation. Depaul (4) considère les varices du col de la matrice et celles des membres inférieurs comme deux affections distinctes ; il ne peut admettre qu'il y ait relation entre ces deux sortes de phlébectasies, parce que les vaisseaux veineux des extrémités pelviennes et ceux de l'utérus n'ont pas de connexions intimes. Selon nous, ce n'est pas une raison pour établir une si grande différence. Tout au plus les partisans de la compression pourraient-ils s'appuyer, pour établir une distinction, sur ce fait que les varices des membres se rattachent à la pression interne, tandis que les secondes reconnaissent plutôt pour cause la stase sanguine dans le petit bassin.

Ce sont là des discussions, peut-être intéressantes au point de vue scientifique, mais stériles dans la pratique.

Tantôt les varices du col existent isolément; tantôt on peut en constater en même temps sur les extrémités inférieures. Blot a cité un cas de ce dernier type à la Société de chirurgie dans la séance du 19 mars 1862. Nous en avons relevé un autre que nous donnerons plus loin avec détails.

Les varices du col de la matrice forment sur un des points ou sur tout le pourtour de l'orifice du col des bourrelets plus ou moins volumineux; en introduisant le doigt dans le vagin, on sent autour du museau de tanche des petites tumeurs molles, noueuses, le plus souvent lisses, dépressibles, saignant quelquefois au moindre contact. Dans le

(1) La pratique des accouchements. Paris, 1694.
(2) Hufeland. Journal, t. XXXIV, 1813.
(3) Société de chirurgie, 1855, 28 mars. Bulletin, p. 316.
(4) Société de chirurgie. Bulletin, 19 mars 1862.

cas observé par Blot, le sang s'écoulait, quelle qu'ait été la douceur avec laquelle on ait pratiqué le toucher.

D'autres fois, au lieu d'être lisses, elles ont beaucoup de ressemblance avec la surface framboisée de quelques hémorrhoïdes internes. (J. Cloquet).

Au spéculum, on voit sur la muqueuse cervicale des bosselures, des traînées irrégulières, formées par des vaisseaux dilatés.

Après l'accouchement, ces veines disparaissent spontanément, comme les hémorrhoïdes et les varices chez les femmes qui présentent ces dernières affections pendant la grossesse.

Les phlébectasies du col ne se révèlent par aucun symptôme particulier, si elles ne sont pas compliquées. Une femme arrivée au septième mois de sa quatrième grossesse, chez laquelle j'ai constaté des varice peu développées sur le museau de tanche, avait été réglée pendant les trois premiers mois de sa grossesse.

Van Swieten (1), Franck (2), Hoffmann (3), Désormeaux (4) ont cru que la menstruation dans ces conditions avait un point de départ dans les vaisseaux du col utérin. Si cette opinion est vraie, et malheureusement la preuve ne paraît pas faite sur ce sujet, on pourrait penser que la présence d'une dilatation vasculaire préalable pourrait rendre compte de cette hémorrhagie supplémentaire, qui en somme, est comparable à toutes les pertes de sang, se rattachant à la suppléance des menstrues, et l'on sait que Briquet et d'autres ont cité des cas semblables pour les varices des extrémités inférieures.

Quoi qu'il en soit de cette vue hypothétique, si on constatait la présence des varices, il faudrait recommander le repos horizontal, se rappelant ce que Gerdy (5) disait à la Société de chirurgie. « L'état violacé de la vulve, du vagin, du col, dépend d'un engorgement du système veineux sous l'influence de la déclivité de l'utérus. Si l'on place les femmes dans le repos horizontal, l'engorgement disparaît et l'état violacé diminue. »

C'est aussi un moyen d'arrêter les hémorrhagies si elles se produisent avec une certaine abondance. Car en légère proportion, l'écou-

(1) Commentaries upon Boerrhaave Aphorism., trad. anglaise. Edimb., 1776, vol. XVI, p. 379, 469.
(2) Epist. de morbis humanis. De metrorrhagia.
(3) Ratio medendi, vol. IV, chap. IX, p. 625.
(4) Dict. en 21 vol., vol. XIV, p. 84, 85.
(5) Société de chir., 1855, p. 317.

lement de sang par une varice peu volumineuse pourrait peut-être diminuer utilement l'état congestif de l'organe.

Une complication des varices du col utérin est l'ulcération. Dans la grossesse, cette lésion est souvent sous [la dépendance d'une altération de la vie locale qui résulte de la réplétion exagérée des veines de la portion vaginale du col, et qui, pour me servir de l'expression de Courty (1) constitue un état quasi-pathologique.

Richet (2) admet qu'il y a deux sortes d'ulcérations du col dans la grossesse; les unes pathologiques dont nous n'avons pas à nous occuper, les autres physiologiques, pour ainsi dire, sans gravité aucune, ne survenant que vers le cinquième et le sixième mois de la gestation, ne provoquant que très rarement des accidents et auxquelles il a donné le nom d'érosions variqueuses. Je laisse parler le savant chirurgien :

« Il me serait imposible de fixer leur degré de fréquence relative; ce que je puis dire, d'après ma propre expérience, c'est qu'elles sont très communes. Elles se présentent sous l'apparence de fines granulations d'un rouge tantôt vif, tantôt pâle, et ne semblant souvent produites que par le simple détachement du feuillet épithélial. Elles sont recouvertes d'une couche de mucus épais, transparent, très adhérente, qu'on a beaucoup de peine à en détacher et elles ne saignent que difficilement, même par le contact un peu rude de la charpie. Le spéculum est nécessaire pour les découvrir, car les inégalités sont un peu prononcées, et le tissu du col est si mou, que le toucher le plus exercé peut être mis en défaut, lorsqu'il s'agit de les apprécier.

« Loin d'être le résultat d'une suractivité dans les fonctions du tissu utérin, elles m'ont paru être dues à une sorte d'inertie ou de ralentissement dans la circulation veineuse utérine; à une sorte de stase sanguine analogue à celle que l'on observe dans le système veineux des parties sous-pelviennes chez les femmes enceintes. On sait en effet que la circulation en retour y est soumise à des entraves qui augmentent avec le volume de plus en plus considérable de l'œuf, et l'on comprend que le col, étant la partie la plus déclive de l'organe gestateur, subisse cette influence d'une façon plus marquée : d'où ce ramollissement, ce gonflement, cette turgescence qui se terminent chez un grand nombre de femmes par une sorte d'absorption moléculaire analogue à celle qui donne lieu aux ulcères variqueux. C'est donc

(1) Traité des maladies de l'utérus, 2e éd., p. 801.
(2) Société de chirurgie, 1855, 28 mars. Bulletin, p. 324.

là une conséquence naturelle de l'état gravide de l'utérus, un accident physiologique, qu'on me passe l'expresion, au même titre que les varices des membres inférieurs, les hémorrhoïdes, la turgescence bleuâtre du vagin et de la vulve. Tous ces accidents, dus à la même cause et venus en même temps, disparaissent ordinairement après l'accouchement.

« Je dis ordinairement, car quelquefois ces érosions variqueuses du col persistent, et donnent lieu alors à une variété d'ulcération du col sur laquelle je crois avoir le premier attiré l'attention sous le nom d'ulcération suite de couche, dans la thèse d'un autre de mes internes, M. le Dr Dubreuil.

« Il est excessivement rare que ces érosions variqueuses donnent lieu à des accidents. C'est dire qu'il n'y a pas de traitement à leur opposer. Pour mon compte, je me borne à prescrire le repos et quelques bains, lorsqu'il me semble que les douleurs lombaires qu'éprouvent certaines femmes à la fin de leur grossesse peuvent leur être attribuées. »

Nous sommes porté à accepter cette interprétation ; mais nous devons avouer qu'il manque à la description des érosions variqueuses un élément important, la *varice*. Dans toute la communication il n'en est aucunement question, et c'est bien plus un état passif et congestif, un état de stase que l'on trouverait exposé dans les paroles du savant professeur qu'un état variqueux proprement dit.

L'ulcère se rattachant directement à la présence de la phlébectasie cervicale existe pourtant réellement. Il se montre spécialement dans les derniers temps de la gestation, et ses caractères paraissent s'éloigner un peu de ceux présentés par Richet. Il présente un aspect pour ainsi dire spécial ; il a les bords irréguliers, mal définis, de couleur vineuse ou violacée plus marquée encore que celle de la muqueuse restée saine ; sur la surface ulcérée, tomenteuse, on observe des granulations et des fongosités mollasses facilement saignantes. Scanzoni (1) a vu ces pertes de substances sillonnées par une quantité plus ou moins grande de veinules variqueuses. Dans un cas, dit ce gynéologiste, une pareille érosion était traversée par une veine d'environ 15 millimètres de longueur, dilatée jusqu'à atteindre la grosseur d'une plume de corbeau, d'où il s'écoula environ 60 grammes de sang lorsqu'on l'ouvrit.

Pour diminuer le suintement sanguin, Courty (2) recommande

(1) Maladies des organes sexuels de la femme, p, 179.
(2) Traité des maladies de l'utérus, 2e édition, p. 801.

l'usage du peroxychlorure de fer et plutôt encore du perchlorure de fer (soluté normal à 30°), qui agirait non seulement comme modificateur, mais comme hémostatique efficace. Il s'est bien trouvé aussi de toucher l'ulcère avec la créosote; mais son action est plus énergique, pour ainsi dire destructive.

La présence de varices du col de la matrice peut mettre la femme en danger pendant l'accouchement et même après la délivrance.

Dès 1807, Gardien, dans son traité d'accouchement, en mentionnant les varices des parties génitales, disait : « On les rencontre sur les lèvres, dans le vagin, et même au col utérin ». Il insiste en disant qu'en ce dernier point, elles peuvent jouer un grand rôle pendant le travail, et que l'accoucheur doit veiller avec soin à éviter leur rupture et l'hémorrhagie fatale qui peut en être la suite.

Ces lignes étaient un peu passées inaperçues, lorsque Mac Clintock dans ses « Clinical memoirs on the diseases of wormen, 1850 » attira de nouveau l'attention sur cette variété très rare de thrombus, dans lequel les lèvres ou la partie inférieure du col utérin sont le siège de l'extravasation et proposa de lui donner ce nom d'hématocèle utérine.

Montgomery, l'année suivante, étudia la question et fit connaître une observation nouvelle qui fut reproduite dans les journaux étrangers et français. Chez nous, aucun travail, à ma connaissance, n'a été publié à ce sujet et les auteurs classiques de la science obstétricale, à l'exception de Cazeaux et de Joulin, sont muets sur ce point.

Tout récemment enfin, Murray (1) a publié une intéressante étude pratique sur l'hémorrhagie variqueuse du col utérin compliquant la parturition. Il résulte de la lecture de ces différents mémoires qu'il peut survenir au début du travail, au deuxième degré, immédiatement après l'accouchement et plusieurs heures ou plusieurs jours après, une hémorrhagie grave, mortelle même, qui reconnaîtra pour cause la rupture des varices du col.

Les observations ne sont pas encore très nombreuses, je vais d'abord en présenter le résumé.

Obs. — La première observation fut communiquée à la Société obstétricale de Dublin en 1850 par le Dr Georges Johnston.

Femme robuste, de la campagne, 35 ans, septième grossesse, accouche, après quatre heures de travail, d'un enfant mort qui s'était présenté par le

_____

(1) Varicose hemorrhage from the cervical zone of the uterus, complicating labour, by G. C. P. Murray in the Obstetrical Journ., vol. I, 1873-74.

siège ; expulsion du délivre quelques minutes après. Le quatrième jour, hémorrhagie foudroyante amenant en quatre minutes la pâleur, l'anxiété et
une sueur froide sur le cou, les mains et les bras. Le pouls radial n'était
plus perceptible, malgré des soins empressés (il n'est pas fait mention du
tamponnement). La malade s'éteignit rapidement.

A l'autopsie, on trouve l'utérus bien revenu sur lui-même. Sur le côté
gauche du col à un pouce environ de l'orifice, on rencontra une ouverture
d'apparence gangréneuse à bords irréguliers et d'une couleur feuille morte,
assez large pour admettre facilement deux doigts; elle menait à une cavité
du volume d'une petite orange creusé dans la substance même du col. Le
Dr Montgomery étudiant ce cas dans le Dublin Quarterly Journ., 1851, le
considère comme ayant trait à un thrombus dont la paroi formée d'une
mince couche de tissu utérin s'amincit graduellement et finit par se rompre.

Obs. (empruntée par Mac-Clintock au Dr Robertson, de Manchester).

La malade, âgée de 25 ans, à sa troisième grossesse dut subir la version
pour une présentation de l'épaule. Le placenta fut expulsé sans symptôme
insolite et l'écoulement sanguin fut modéré. Huit jours après elle fut prise
de vomissements, et vers le soir apparut une hémorrhagie soudaine et très
abondante, dont la quantité peut être évaluée à deux ou trois livres. Cette
dernière se reproduisit le surlendemain dans des proportions alarmantes,
et la mort survint le trente-sixième jour.

A l'autopsie, la matrice fut trouvée moins contractée que d'habitude. Près
du col, du côté gauche, entre les feuillets du ligament large existe une extravasation sanguine et une poche pleine de pus sanguinolent; cette poche
communique par une large ouverture avec la cavité utérine. Si on ouvre
cette cavité, on rencontre une excavation ou ulcération profonde capable
d'admettre un doigt ou deux et conduisant à la poche sus-mentionnée.
M. Robertson considéra qu'il avait affaire à une rupture partielle; mais, dit
le Dr Mac-Clintock, il est plus que probable que cette rupture du tissu utérin reconnaissait pour cause première l'extravasation de sang dans le tissu
musculaire de l'organe.

Obs. — Dr Montgomery.

Une femme affectée de varices couvrant tout le membre inférieur, et pouvant être suivies jusque dans le vagin, accoucha naturellement. Peu après
une perte effroyable se produisit sans que rien l'eût fait prévoir, car l'utérus était bien revenu sur lui-même; elle se refroidit promptement et resta
sans pouls pendant six heures. A l'examen, au niveau de la lèvre antérieure,
le tissu du col était transformé en une pulpe molle; cet état, suivant le
Dr Montgomery était consécutif à la formation et à la rupture d'une tumeur
sanguine. La malade finit par guérir.

Obs. — Dr Murray.

Mme B..., 27 ans, primipare, à terme, de constitution faible, nerveuse,
sans force vitale, se mit à perdre du sang, alors que le travail était à peine
commencé. Le Dr Kirby trouva la malade couchée, épuisée et sur le point
de perdre connaissance. Par le toucher, il sentit assez haut quelque chose

qu'il prit pour le bord du placenta. Sans perdre de temps, il tamponna, l'hémorrhagie s'arrêta; le col n'était qu'incomplètement dilaté et la poche des eaux non rompue. Le Dr Murray appelé en consultation enleva le tampon pour voir si l'on ne pouvait délivrer la femme. Les membranes étaient tendues et le col largement dilaté, et il s'écoulait très peu de sang. Il introduisit le doigt aussi haut que possible dans l'utérus et autour du col et ne put déterminer si ce qu'il sentait était une portion de l'arrière-faix. On administra une forte dose d'ergot; les membranes furent rompues; le travail avança rapidement et se termina heureusement. Enfant vivant. Le placenta fut expulsé peu après sans nouvelle hémorrhagie. La malade se rétablit lentement, mais on ne peut en somme affirmer quelle avait été la cause des accidents.

Treize mois après, le Dr Kirby appela de nouveau le Dr Murray. Mme B..., à un second accouchement, avait été reprise des mêmes phénomènes, sans qu'il se soit manifesté de douleurs utérines. Nouveau tamponnement; au bout d'un certain temps, ils virent un peu de sang noirâtre, léger, mais continu, se faire jour entre le vagin et le tampon. Les contractions s'étaient un peu éveillées et l'écoulement semblait s'accroître au moment de leur production. Le tampon étant enlevé, le Dr Murray trouve le col dilaté comme une pièce de 2 fr. environ, les membranes intactes; présentation du sommet. Le col situé assez bas dans le vagin était épais et mollasse (pulpy). Au niveau de son bord postérieur, en introduisant le doigt aussi loin que possible, Murray parvint à contourner toute la circonférence de l'orifice sans trouver trace de placenta. En un point, correspondant à l'endroit signalé plus haut comme épais et mollasse, il constata une tumeur variqueuse dont les bords étaient élevés et durs. Au-dessus, le tissu utérin était normal. Il fut impossible de détacher cette masse morbide; on n'avait donc pas affaire au placenta. De plus, par la compression, cette tumeur s'affaissait et le sang s'arrêtait pour reprendre, la pression était suspendue.

Le travail s'accusant davantage, la tête en formant tampon arrêta l'hémorrhagie qui, du reste, ne se reproduisit pas après la délivrance.

Ce second accouchement donna la clef de l'origine des hémorrhagies, qui dans ces cas reconnaissaient pour point de départ un état variqueux anormal des veines du col, s'étant ouvertes au début du travail.

Le traitement mis en œuvre fut couronné de succès. Il est cependant nécessaire d'ajouter que, le quatorzième jour des couches, il y eut un retour de l'écoulement sanguin, mais qui céda à un traitement approprié.

La lecture de ces quatre observations n'est pas arrivée à me convaincre de la réalité du mode de formation de ces thrombus. Sauf le cas de Murray qui est entouré de toutes les garanties d'un examen sérieux, les autres peuvent se rapporter à une altération du col ayant amené une rupture partielle, comme le pensait un des observateurs lui-même. Dans les cas qui ont eu une issue fatale, une autopsie bien faite eût éclairé la question. C'est malheureusement ce qui n'a pas eu lieu et rien n'indique l'origine vasculaire des dégâts décrits. On ne dit pas non plus assez nettement s'il y avait ou non état variqueux du col autour de la lésion. Une injection poussée par les veines ovariennes ou par la branche de la veine hypogastrique qui vient du col aurait donné une grande force démonstrative à la théorie des auteurs anglais.

Qui nous affirme en effet que, dans au moins deux de ces cas, il n'y avait pas, ainsi que je viens de le dire plus haut, un ramollissement pulpeux du tissu utérin que j'appellerai, qu'on me permette l'expression, ramollissement hémorrhagipare, l'état aqueux si bien décrit par Cazeaux, Gosselin, Huguier, etc., à la Société de chirurgie, en 1855. Bien plus, pourquoi ne pas admettre qu'il y avait eu là antérieurement à l'accouchement, développement d'un fongus hemotade ?

Il est bon d'ajouter que les faits où il y a eu rétablissement des malades prouvent au moins que l'altération n'était pas de nature maligne.

Cette considération et l'observation très concluante de Murray établissent nettement la réalité de ce nouveau genre de thrombus, il y a donc lieu de lui donner une place dans le cadre nosologique. Les symptômes que l'on observe consistent dans une hémorrhagie, arrivant soit au début du travail, soit vers la seconde période, soit après les couches ; il est bon de remarquer que jamais on ne l'a constaté après dilatation complète et à la dernière période, parce qu'alors la tête vient faire tampon et comprime le front d'où s'échappe le sang.

Quand l'hémorrhagie se produit après la délivrance, on devra observer que rien dans l'état local de la femme accouchée n'explique la production de cette perte et que, par exemple, l'utérus est bien revenu sur lui-même. La présence des varices au membre inférieur pendant la grossesse, surtout si elles s'étendent jusqu'à la vulve, doivent attirer l'attention et si le sang ne vient pas d'une varice vulvaire ou vaginale, il est prudent de faire porter jusque sur le col une investigation minutieuse. Quand on aura reconnu que l'hémorrhagie a cette source la compression à l'aide du doigt pourra rendre quelque service, mais il faut d'abord prolonger le tamponnement qui a si bien réussi à Murray, Puis, quand le travail s'accuse, laisser faire la nature, si la présentation est favorable ; l'accouchement terminé, hâter la délivrance pour favoriser le retrait de l'utérus. Si la perte survient quelques heures ou quelques jours après, c'est encore au tamponnement qu'il faut avoir recours, après avoir, si on le juge convenable, utilisé l'action hémostatique du perchlorure de fer.

BIBLIOGRAPHIE.

Varices du col utérin.

BLOT. [Bull. de la Soc. de chir., 1862. — BRIQUET. Dissertation sur la phlébecfasie. Thèse Paris, 1824, n° 193, et Acrh. gén. de méd., 1ʳᵉ série, t. VII. — CAZEAUX. Bull. de la Soc. de chir., 1855. — CLOQUET(J.). Société de chirurgie, 28 mars 1855, Bull., p. 316. — COURTY. Traité des maladies de l'utérus, 2ᵉ éd., p. 801. — DENMANN. Introduction to the pract. of midwif., 7ᵉ éd., p. 144. — DEPAUL. Société de chirurgie. Bull., 19 mars 1862. — DESORMEAUX. Dict. en 21 vol., vol. XIV, p. 84, 85. — FRANCK (J.-P.). Epist. de morbis humanis; De metrorrhagiâ. — GARDIEN. Traité d'accouchements. — GERDY. Société de chirurg., 1855, p. 317. — GOSSELIN. Bull. de la Soc. de chir., 1855. — HOFFMANN. Ratio medendi, vol. IV, chap. IX, p. 625. — HUGUIER. Bull. de la Soc. de chirurg., 1855. — JOULIN. Traité complet d'accouch. — KIRBY. Cité par Murray. — MAC-CLINTOCK. Clinical memoirs on the diseases of Women, 1850. — MONTGOMERY. The Dublin Quarterly Journal, 1851. — MURRAY. Varicose hemorrhage from the cervical zone of the uterus complicating labour, *in* the Obstetrical. Journal, vol. I, 1873-74. — PEU. La pratique des accouchements. Paris, 1694. — RICHET. Société de chirurgie, 1855, 28 mars, Bull., p. 324. — ROBERTSON (de Manchester). Cité par Mac Clintock. — SCANZONI. Maladies des organes sexuels de la femme, p. 179. — TARNIER. — Des cas dans lesquels l'extraction du fœtus est nécessaire et des procédés opératoires relatifs à cette extraction. Th. d'agrég., Paris, 1860, p. 86. — VANDELSTÆDT. Hufeland Journal, t. XXXIV, 1813. — VAN SWIETEN. Commentaries upon. Boerhaave Aphorisms, Trad. ang. Edimb., 1776, vol. XIII, p. 379-469. — WINCKEL. Berichte und Studien, Bd. II, 1876, p. 234.

CHAPITRE III

VARICES DES LIGAMENTS LARGES ET DE L'OVAIRE OU DU PLEXUS UTÉRO-OVARIEN.

Les veines du ligament large proviennent de la partie supérieure du vagin, du col et du corps de l'utérus, du ligament rond, de la trompe et de l'ovaire, s'anastomosent fréquemment entre elles et forment dans l'épaisseur de ce ligament, un plexus à mailles allongées que le professeur Richet a très heureusement comparé au plexus dit pampiniforme chez l'homme, et qui a reçu chez la femme le nom de plexus utéro-ovarien.

Chez les jeunes filles non menstruées, il est relativement peu développé; il est plus marqué chez celles qui ont eu leurs règles pendant plusieurs années; mais c'est surtout chez les femmes qui ont eu plusieurs enfants qu'il prend un notable accroissement, variable du reste suivant les individus.

L'activité nouvelle dont l'utérus est le siège pendant la grossesse, la congestion physiologique qui s'y concentre, font affluer dans tout le système utéro-ovarien une quantité de sang considérable.

La véritable hypertrophie vasculaire qui constitue les veines utérines gagne nécessairement les veines qui leur font suite. Ces veines ne présentant que de rares valvules, la plupart du temps insuffisantes pour s'opposer au reflux du sang dans leur intérieur, il en résulte une stase circulatoire qui amène une dilatation des veines. De plus, les veines qui forment le plexus utéro-ovarien sont plongées au milieu du tissu cellulaire du ligament large, et leurs parois mal soutenues n'opposent qu'une faible résistance à la pression qu'exerce sur elle, presque sans intermédiaire la colonne sanguine de la veine cave inférieure. Entre cette distension physiologique et l'état variqueux, il n'y a pas loin. Aussi, soit dans une première grossesse, soit après plusieurs gestations, se produit-il souvent sur les côtés de l'utérus un véritable *varicocèle* ovarien.

Ces dilatations ont été regardées par le professeur Richet (1) et Devalz (2) comme une des causes de l'hématocèle rétro-utérine. Nous n'avons à signaler ce fait que comme un des résultats éloignés des dilatations variqueuses qui nous occupent.

Nul doute que la constipation, qui est si fréquente pendant la grossesse, ne contribue aussi à favoriser le développement de ces varices. C'est du moins ce qu'avance le professeur Richet, lequel ajoute que c'est là probablement la raison pour laquelle on trouve le plexus du côté gauche toujours plus volumineux, les veines ovariennes gauches passant au-dessous de l'S iliaque du côlon qui, chez les femmes, presque toujours rempli de matières fécales, gêne la circulation en retour.

Le nombre des autopsies où l'état variqueux des veines des ligaments larges a été relevé est assez important, mais il n'est en général que mentionné et son étude n'a été faite qu'incidemment.

La nécropsie que raconte le professeur Richet (3), quoique n'ayant pas eu lieu pendant la grossesse, donne une idée très nette de cette dilatation, arrivée à un grand développement par suite de gestations successives : « Sur une femme de 46 ans, qui succomba à un cancer de l'estomac et qui avait eu huit enfants, je trouvai après avoir ouvert

---

(1) Traité d'anatomie chirurgicale, p. 735.
(2) Th. de Paris, 1858.
(3) Anatomie médico-chirurgicale, p. 735.

l'abdomen, dans le but d'examiner l'utérus, de chaque côté de cet organe une tumeur régulière, bosselée, molle, fluctuante, occupant l'épaisseur des ligaments larges. Celle du côté gauche, beaucoup plus volumineuse que la droite, déprimait le bord supérieur de l'utérus. Le doigt introduit dans le vagin permettait d'apprécier, sur les côtés de l'utérus, sa mollesse, qui donnait plutôt la sensation de fongosités molles et pâteuses que d'une véritable fluctuation ; par le rectum, on arrivait au même résultat. Je voulus alors enlever le péritoine qui la recouvrait, pour m'assurer de sa nature et l'examiner avec plus de soin, mais je ne pus y parvenir sans déchirer une ou plusieurs des bosselures qu'elle présentait et par lesquelles il s'écoula immédiatement une grande quantité d'un sang noirâtre qui inonda le tissu cellulaire du ligament large. Malgré cela, je poursuivis la dissection, et, ayant mis à découvert les veines ovariennes jusqu'à leur embouchure dans la veine rénale gauche, et du côté droit, dans la veine cave inférieure, je constatai, après avoir lié la veine cave au-dessous de l'embouchure des veines ovariennes pour forcer le sang à s'y introduire, qu'en exerçant des pressions sur le thorax, sur le foie, ou directement sur la veine cave, on faisait facilement gonfler les deux tumeurs des ligament larges par reflux du sang dans les veines variqueuses. A ce moment, le doigt introduit dans le vagin appréciait directement cet accroissement de volume. La suite de la dissection me démontra que les deux tumeurs étaient exclusivement formées par les ramifications du plexus utéro-ovarien énormément dilatéés ; et çà et là dans le tissu cellulaire des ligaments larges, je trouvai comme des noyaux apoplectiques, isolés des parois veineuses, et dont la formation, en raison de la décoloration du sang contenu dans le foyer, paraissait remonter à une époque déjà fort éloignée. Il est probable qu'autrefois il s'était formé là des épanchements sanguins par suite de la rupture de quelques-unes de ces nombreuses bosselures veineuses (1). »

(1) Labat, interne à la Maternité a communiqué à Budin la relation d'une autopsie prouvant que les dilatations existent à n'en pas douter pendant la grossesse. Mort par éclampsie au terme de huit mois... « Nous fûmes frappé de la dilatation considérable des veines contenues dans les ligament larges. Cette dilatation était surtout marquée au voisinage des ovaires. Quand on tendait le ligament large, on voyait par transparence une surface bleuâtre étendue ; on aurait dit que cette réunion de veines dilatées, placées entre les lames du ligament large, formait un seul gros vaisseau veineux, du volume de la veine-cave inférieure par exemple. » Budin (Des varices chez la femme enceinte. Th. d'agrég., 1880, p. 130) ajoute qu'il a constaté lui-

Cette dilatation gagne même quelquefois d'autres veines du voisinage; ainsi, dans une observation récente que nous citons plus loin la veine splénique est presque triplée de volume.

Pendant la vie, le varicocèle ovarien passe le plus souvent inaperçu; il coïncide quelquefois avec la présence de varices le long des saphènes; peut-être pourrait-on en constater la présence, surtout s'il était très développé, par le toucher vaginal. On sentirait alors de chaque côté de l'utérus gravide la sensation d'une tuméfaction mollasse et pâteuse.

Il est probable que les varices peuvent, pendant la grossesse, être le siège de ruptures partielles et d'épanchements sanguins dans le tissu cellulaire du ligament large; peut-être même se produit-il de petites hématocèles péri-utérines; mais l'observation clinique n'est pas venue établir ce que l'analogie peut faire soupçonner.

Ce n'est jusqu'à présent qu'à l'autopsie que l'on a découvert que certaines morts subites, pendant la grossesse ou le travail, étaient dues à la rupture de ces veines énormément dilatées.

On comprend qu'avec une telle vascularisation, la moindre rupture doit être rapidement mortelle. C'est en effet ce qui arrive et ce que les autopsies nous ont appris.

Cette rupture peut se produire pendant la grossesse ou durant le travail.

Dans ses Mémoires et consultations de médecine légale, p. 397, Chaussier cite une observation fort intéressante où la rupture, siégeant sur une veine de l'ovaire droit, s'est produite au cinquième mois, à la suite de secousses occasionnées par une voiture mal suspendue.

Quelquefois la mort se produit encore plus tôt et les grossesses anormales paraissent prédisposer à ce genre d'accident, ainsi qu'en fait foi l'observation publiée par Ollivier d'Angers (1), où une grossesse tubaire de 4 à 5 semaines de conception fut accompagnée d'une hémorrhagie intra-péritonéale rapidement mortelle, ayant pour point de départ des varices de l'ovaire droit; « chaque rameau veineux, de la grosseur d'une plume à écrire, offrait dans son trajet plusieurs renflements analogues à ceux qui correspondent à l'ouverture des valvules.....»

même ces dilatations veineuses sur une femme vivante chez laquelle le Dr Tarnier a pratiqué l'amputation utéro-ovarique.

(1) Archives gén. de médecine, 1833.

Il est vraiment regrettable au point de vue de l'étiologie que l'auteur que nous venons de citer n'ait pas indiqué si sa malade était primipare ou multipare. Une grossesse antérieure aurait rendu compte du développement considérable de ces varices. Quoique la rupture se soit produite en dehors des veines ovariennes, nous rapprocherons de ces faits une très belle observation communiquée à la Société anatomique par Ch. Maygrier, interne des hôpitaux (1).

Les cas où la rupture de la varice a eu lieu pendant le travail sont plus rares que les précédents. Mme Lachapelle (2) a vu les veines de l'ovaire variqueux se rompre pendant l'accouchement et donner lieu à une hémorrhagie promptement mortelle. Dugès cite le fait d'un ovaire variqueux qui s'est rompu pendant le travail et a donné lieu à un épanchement de sang terminé par la mort. Ce cas, emprunté aux procès-verbaux de la Maternité de Paris, me paraît être le même que celui de Mme Lachapelle.

Au nombre des autres complications auxquelles le varicocèle ovarien peut donner naissance pendant les couches, nous dirons quelques mots de la phlébite.

Hervieux a le premier étudié l'inflammation hypertrophique des ligaments larges, qu'il rattache à la phlébite purulente des vaisseaux utéro-ovariens dilatés par la grossesse. Cette phlébite doit être singulièrement facilitée par l'altération pathologique antérieure des veines qui forment le plexus utéro-ovarien ; l'état variqueux doit être considéré comme jouant au moins le rôle de cause prédisposante. Hervieux cite trois observations ou le volume des veines enflammées est considérable et il insiste sur ce détail, que l'hypertrophie des feuillets péritonéaux et du tissu cellulaire était d'autant plus accusé que l'on approchait davantage des vaisseaux plus malades. Mais dans ces cas, il y avait eu en même temps phlébite utérine, et l'on est naturellement porté à croire que la phlébite des vaisseaux utéro-ovariens a pu se produire par propagation. Il n'en est pas toujours ainsi ; à la page 515 de son remarquable Traité, l'auteur que nous venons de citer relate une observation où l'utérus était parfaitement sain et où la phlébite paraît

(1) Hémorrhagie intra-péritonéale chez une femme enceinte de huit mois et demi ; mort subite ; opération césarienne ; extraction d'un enfant vivant ; siège de la rupture à la veine splénique. Bull. de la Soc. anat., 53° année, 4° série, t. III, p. 383.

(2) Pratique des accouch., t. III, p. 88.

(3) Manuel d'obstétrique, p. 229.

avoir eu pour point de départ les vaisseaux des ligaments larges eux-mêmes.

Hervieux décrit avec soin la forme des vaisseaux et rapporte cet état à l'inflammation. Je serais peut-être plus porté à attribuer cette artérialisation aux varices antérieures, et cela est d'autant plus probable que, dans une observation de Béhier, on a trouvé, *après trois jours* de maladie seulement, le même état pathologique des vaisseaux.

Dans les faits de phlébite des plexus utéro-ovariens que j'ai compulsés, on est vraiment surpris du peu de place qu'occupent les phénomènes locaux dans la symptomatologie ; ces manifestations, comme le fait à juste titre ressortir Hervieux, s'effacent devant le cortège formidable des symptômes généraux de l'empoisonnement puerpéral.

Le cas de Béhier présentait déjà une tendance à l'inflammation suppurative des ligaments larges. Il établit, pour ainsi dire, une transition entre l'inflammation simplement hypertrophique et la suppuration.

Il n'entre pas dans le cadre de ce travail d'étudier dans leurs détails ces faits connus en grande partie. Mais il est pourtant nécessaire de rappeler les cas où on peut rattacher le point de départ des lésions à des périphlébites éclatant autour des veines énormément dilatées qui rampent entre les deux feuillets séreux du ligament large et qui présentent des traces de phlébite, soit primitive, soit transmise.

Nous renverrons pour tout ce qui a trait à cette question de second plan à l'ouvrage d'Hervieux, à la thèse de Marchal de Calvi (Des abcès intra-pelviens. Paris, 1844), à celle de Paris (1866) et enfin à celle de Thierry (1868).

VARICES DES VEINES DU LIGAMENT ROND.

Quoique ces dilatations présentent exceptionnellement des complications à l'état isolée, nous devons leur accorder quelques lignes.

Elles sont plus fréquentes dans la grossesse qu'on ne l'a signalé. Je suis sûr que la plupart des tuméfactions observées au pli de l'aine doivent, abstraction faite des hernies, être rattachées à cette cause. Cruveilher (1) les a vues former à l'anneau inguinal une masse noueuse considérable qui simulait une épiplocèle. Sappey (2) a consacré à la description de ces veines et à leurs varices

(1) Traité d'anat. descript., t. IV, p. 720
(2) Anat. pathol. gén. t. II, p. 809.

un alinéa tout entier. « Plusieurs veines, dit-il, accompagnent l'artère du ligament rond. L'une d'elles, ordinairement plus considérable, en représente le tronc principal. Toutes communiquent entre elles et forment un plexus déjà très manifeste chez le fœtus. Elles sont situées aussi au centre de la couche musculaire, les plus grosses contiennent des valvules dont le bord concave regarde le pli de l'aine ; le sang qui les parcourt se porte par conséquent de l'utérus vers la veine fémorale. Parvenue dans le canal inguinal, la principale d'entre elles vient se jeter directement dans l'origine de la veine iliaque interne ou bien dans l'une des veines épigastriques ; les autres traversent le canal inguinal, sortent par son orifice inférieur et se terminent en s'anastomosant avec les veines du pénil et des grandes lèvres. Ces veines n'offrent aucune importance dans l'état habituel, mais elles en acquièrent une très grande pendant le cours de la grossesse. Alors, en effet, les veines iliaques primitives et la veine cave inférieure se trouvent comprimées par l'utérus ; le sang apporté par les veines utérines ne pénètre que difficilement dans les veines iliaques internes; aussi voit-on alors les veines utéro-ovariennes se développer pour suppléer à leur insuffisance. Pour la même raison, les veines du ligament rond se développent aussi, et comme la veine iliaque interne n'est pas plus libre que l'utérus, le sang, au lieu de pénétrer dans ce tronc, reflue vers le plexus des veines sous-cutanées, qui s'hypertrophie considérablement. Chez la plupart des femmes arrivées au huitième et au neuvième mois de la gestation, ce plexus est en général très développé. A la suite de plusieurs grossesses rapprochées, il peut devenir le siège de varices ; j'ai observé deux faits de ce genre. »

Leur présence pourrait jusqu'à un certain point indiquer que le plexus utéro-ovarien, dont les veines du ligament rond sont tributaires, sont le siège de dilatations analogues.

On a quelquefois signalé l'inflammation du ligament rond coïncidant avec des lésions puerpérales du ligament large, de l'utérus, etc., et, dans ces circonstances, les veines qui l'accompagnent ont été trouvées augmentées de volume, gorgées de sang et remplies de pus. Suivant Dance, c'est toujours dans ces veines que le liquide purulent est renfermé (1). Portal (2) avait déjà fait la même remarque. Béhier a

(1) Arch. gén. de méd., 1829, t. XVIII, p. 505.
(2) Cours d'anat. méd., t. V, p. 517.

trouvé dans une autopsie une veine dilatée le long du ligament rond gauche pleine de pus jaunâtre bien lié (1).

Nous n'insisterons pas sur ce sujet, qui n'a été jusqu'à présent l'objet d'études spéciales et qui n'offre du reste qu'un intérêt secondaire.

TITRE III.

VARICES DE L'URÈTHRE ET DE LA VESSIE.

Le plexus vésical ou mieux vésico-uréthral de la femme est moins développé que celui de l'homme. Il reçoit des rameaux veineux des grandes lèvres, du clitoris, et communique très largement en arrière avec le plexus vaginal.

Il n'est donc pas irraisonnable d'admettre que les veines qui le composent deviennent en même temps que celles de ce dernier le siège de dilatations morbide pendant la grossesse. Peut-être même arrive-t-il qu'elles sont, isolément et indépendamment de toute influence de voisinage, frappées par l'état variqueux.

On pourrait expliquer, à l'exemple de Richet (2) et de Winckel (3), par cette modification dans le volume de ce plexus, en se basant sur ce qui se passe chez l'homme atteint d'hémorrhoïdes de la vessie, les envies fréquentes d'uriner, le ténesme, dont sont quelquefois tourmentées les femmes enceintes. Mais ce n'est là qu'une supposition ; car ces dysuries reconnaissent généralement pour cause, dans les premiers mois de la grossesse, la pression de l'utérus remplissant l'excavation pelvienne et appuyant sur le col vésical. Plus tard, cette gêne dans l'émission de l'urine est attribuable à la compression de la partie inférieure de la matrice sur le réservoir urinaire lui-même. Il peut aussi exister au début de la grossesse une véritable cystite d'intensité variable. Il est possible aussi de rapporter dans certains cas le ténesme, soit à un spasme uréthral idiopathique, d'origine purement névrosique, soit à un spasme symptomatique, lorsque, par exemple, il existe des hémorrhoïdes anales.

Dans ce dernier cas on serait en droit de soupçonner des varices du plexus vésico-uréthral développées sous l'influence de la même cause.

(1) Cliniq. méd., p. 441.
(2) Sur les hémorrhoïdes uréthrales et leur traitement. Gaz. des hôp., 1872, p. 505 et s.
(3) Die Krankheiten der weiblichen Harnröhre und Blase, in Pitha und Billroth.

Dans un livre publié récemment, Skene (1) le premier a insisté sur les symptômes de ces varices. Suivant lui, elles peuvent occuper un point quelconque de l'urèthre, mais habituellement elles siègent sur la paroi inférieure du canal. Les troubles qu'elles déterminent sont en rapport avec leur volume ; s'il est considérable, elles obstruent l'urèthre ; quelquefois les vaisseaux se rompent et le sang s'épanche sous la membrane muqueuse (2). Les tumeurs qui résultent de la rupture de ces varices sous la muqueuse ont été désignées par quelques auteurs sous le nom d'hématomes polypeux de l'urèthre.

« Dans quelques cas, ajoute Skene, l'état variqueux des vaisseaux de la muqueuse, présentant un volume considérable peut simuler le prolapsus de la membrane muqueuse ; si, cependant, on fait attention à la coloration bleue, à la sensation élastique, à la réduction du volume des hémorrhoïdes de l'urèthre par la compression, on commettra rarement une erreur de diagnostic. On ne doit pas oublier cependant que le prolapsus de la muqueuse et les varices des veines uréthrales peuvent exister simultanément..... L'état variqueux existe particulièrement chez les femmes enceintes et en particulier chez celles qui ont eu beaucoup d'enfants. La cause réside dans l'interruption de la circulation veineuse par la pression qu'exerce l'utérus gravide..... Cette affection détermine des douleurs pelviennes et des envies fréquentes d'uriner qui sont si pénibles pour certaines femmes enceintes. Il faut savoir cependant que ces symptômes peuvent être dus à d'autres causes qu'à l'existence des veines variqueuses. » (Ce que nous-même nous avons

---

(1) Skene, Diseases of the bladder and urethra in Women, 1879, p. 145.

(2) Le sang peut aussi se faire jour au dehors si la muqueuse ne résiste pas ; c'est ce qui paraît avoir eu lieu dans l'observation suivante citée par Budin. « La femme X..., 27 ans, à partir du septième mois de sa grossesse, qui évoluait normalement, fut atteinte d'uréthrorrhagies peu abondantes, mais répétées. Au début, il fut assez difficile de diagnostiquer l'origine du sang ; on ne savait guère s'il ne venait pas de la vessie ; mais cependant en voyant le liquide s'écouler en dehors de la miction et de longs cylindres sanguins se déposer dans les sédiments urinaires, ont dut admettre qu'il provenait des vaisseaux de l'urèthre. La femme succomba à des accidents infectieux qui survinrent pendant les suites de couches. A l'autopsie, on put constater des veines variqueuses faisant saillie sous la muqueuse uréthrale, plus spécialement sous la face postérieure près du col de la vessie et sur la face antérieure près du méat urinaire. Ces veines ne contenaient pas de caillots. L'appareil génito-urinaire étant sain, nous avons pensé que le sang provenait de ces varices uréthrales (Bar, int. des hôpitaux, Hôpital Saint-Antoine, service du Dr Cornil.)

établi plus haut.) « Si vous constatez que la femme se trouve soulagée lorsqu'elle se place dans la situation horizontale et que l'urine est normale, vous pouvez soupçonner cet état pathologique, et, si les symptômes sont suffisamment accusés et graves, faire un examen local qui montrera que les vaisseaux de l'urèthre et du vagin sont variqueux; vous en concluerez que la même altération existe pour les vaisseaux de la vessie. Si le diagnostic est douteux, l'endoscope vous aidera à résoudre la question. L'état de la malade s'améliore ou elle guérit complètement après l'accouchement, et le mieux qu'on puisse faire est d'ordonner le repos et de placer la femme dans des conditions aussi confortables que possible jusqu'au moment de la délivrance. »

TITRE IV

VARICES DE L'ANUS ET DU RECTUM

A leur partie inférieure le rectum et l'anus sont constitués par des fibres musculaires et une surface cutanée puis muqueuse avec une couche intermédiaire de tissu cellulaire. Dans cette dernière, rampe un lacis très serré de veines tortueuses et anastomosées. De ce plexus, appelé hémorrhoïdal, partent des vaisseaux qui se rendent, les uns dans le système de la veine porte, les autres dans la veine iliaque interne par les branches qui accompagnent l'artère hémorrhoïdale moyenne.

Le plexus hémorrhoïdal, quoique plus particulièrement tributaire du système de la veine porte, est donc un trait d'union entre ce système et celui de la circulation générale.

Nous trouvons dans cet arrangement anatomique les conditions les plus favorables au développement de la congestion d'abord, puis de l'état variqueux et cela spécialement pendant la grossesse.

La disposition intriquée de ce vaste plexus y favorise le ralentissement du cours du sang et la stase à laquelle vient encore aider la position déclive de la région. L'absence de valvules dans la veine hémorrhoïdale supérieure et dans les vaisseaux où elle se termine, fait que tout le poids de la colonne sanguine de la veine porte peut, dans certaines circonstances, peser sur les premières radicules des veines de l'anus ou du rectum.

Tout ce qui peut retarder la circulation de la veine porte, tout ce qui peut y apporter un obstacle, devient une cause de l'apparition des varices hémorrhoïdales.

Au premier chef, nous placerons la constipation opiniâtre, l'accumulation de matières dures dans le gros intestin, puis la présence de tumeurs abdominales, et l'utérus développé par le produit de la conception est de ce nombre.

Quand la circulation de la veine porte est entravée par une maladie du foie, par exemple, les veines qui se rendent à l'iliaque peuvent, jusqu'à un certain point établir un courant de dérivation. Mais dans les derniers mois de la gestation où le volume de l'organe devient considérable, l'iliaque elle-même est comprimée ; la libre circulation est donc incomplète des deux côtés.

Ce fait explique, dans une certaine limite, la fréquence des varices de l'anus et du rectum pendant la grossesse.

Ce n'est pas en appuyant contre le rectum lui-même, comme certains auteurs l'ont avancé, que l'utérus gravide cause les hémorrhoïdes ; car, nous l'avons vu, ce n'est qu'au début de la gestation que l'utérus contracte des rapports directs avec le dernier intestin ; c'est par compression sur les troncs veineux situés plus haut que cet effet se produit. Aussi est-ce, de l'avis de tous, pendant les deux derniers mois qu'apparaissent les tumeurs hémorrhoïdales.

J'ai parlé tout à l'heure de la constipation. Quelques auteurs modernes et à leur tête je placerai Budin (1) et P. Richard (2) sont portés à la considérer comme la cause efficiente des varices des femmes grosses, et la meilleure preuve, disent-ils, c'est que le moyen le plus efficace de les faire disparaître est de faire disparaître la constipation.

En effet, la constipation, lorsqu'elle atteint le degré d'opiniâtreté qu'elle offre pendant la grossessse chez certaines malades, amène du ténesme, des épreintes, et, ainsi que l'a établi Verneuil dans un travail communiqué à la Société anatomique, une contraction involontaire des fibres musculaires du rectum.

Cette contraction douloureuse du sphincter étrangle les veines et la stagnation du sang qui en résulte conduit à la dilatation des plexus et finalement aux varices anales.

Dubreuil et P. Richard, dans un travail en collaboration, sont revenus sur la disposition anatomique des veines situées dans la partie supérieure du rectum. Ils ont montré que les veines les plus superfi-

---

(1) Communication inédite faite à P. Richard, p. 24.
(2) Etude sur la phlébectasie superficielle chez la femme enceinte. Th. Paris, 1876, n° 501, p. 22-25 et 39-40.

cielles de l'anus (hémorrhoïdales externes) deviennent internes en traversant le sphincter externe et qu'à leur passage se trouvent des boutonnières formées par un léger écartement des fibres musculaires. Dans les inspections qu'ils ont faites de veines atteintes d'hémorrhoïdes, ils ont vu que les renflements variqueux existaient dans la portion située au-dessous de la boutonnière musculaire ; les portions situées au-dessous étaient au contraire réduites à un calibre très exigu.

Ainsi se comprendrait la pathogénie des varices hémorrhoïdales.

Cette théorie trouve sa confirmation dans le mode de traitement que Fontan a proposé pour la cure radicale des hémorrhoïdes (en dehors de la grossesse), je veux parler de la dilatation forcée du sphincter ; *sublatâ causâ...*

Deux observations relatées par P. Richard paraissent plaider en faveur de l'influence de la constipation sur le développement des hémorrhoïdes de la grossesse.

Pour en finir avec ce qui a trait à la constipation, signalons l'action possible des matières durcies, accumulées dans l'ampoule rectale et gênant mécaniquement la circulation en retour. (Cazeaux).

Quoi qu'il en soit, dans l'état actuel de la science, j'avoue qu'il est assez difficile de reconnaître nettement aux hémorrhoïdes de la gestation une cause unique, soit compression, soit constipation. On doit invoquer tantôt l'une, tantôt l'autre de ces influences, peut-être toutes les deux en même temps.

Quand les varices hémorrhoïdales apparaissent au début de la grossesse, fait très rare d'ailleurs, on peut les attribuer, soit à la compression des veines rectales, soit à une congestion de voisinage comme cela se passe dans les hémorrhoïdes que l'on rencontre dans les maladies utérines, les affections génito-urinaires chez l'homme (calculs, affections prostatiques, etc).

Les varices ano-rectales de la grossesse sont externes ou internes ; ces dernières ont en général leur siège à la partie la plus inférieure du rectum ; il est exceptionnel de les voir se développer, comme on le remarque chez les vieillards, à une certaine distance de l'orifice.

Elles se présentent sous deux formes principales, qui peuvent exister indépendamment l'une de l'autre, mais qui sont assez souvent associées ; dans la première, les varices sont ampullaires, tantôt sous-cutanées, tantôt sous-muqueuses et souvent à la fois sous-cutanées et sous-muqueuses. Il peut arriver que ces dernières perdent toute communication apparente avec le vaisseau où elles se rendaient ; il se produit alors ce que Récamier appelait des hémorrhoïdes kysteuses.

D'autres fois, il existe un état réellement variqueux de toutes les veines du tissu sous-muqueux du rectum, sans tumeur appréciable. Les plus petites branches du plexus et les toutes petites divisions qui s'y jettent ont subi une dilatation variqueuse; elles sont évidemment augmentées de nombre et de volume. La muqueuse en totalité d'une couleur vineuse fait saillie en dehors après chaque évacuation.

Il n'est pas rare, en même temps que l'on constate des hémorrhoïdes chez les femmes enceintes, d'observer chez elles des varices plus ou moins étendues des membres inférieurs ou aux parties génitales. Mais je ne saurais dire dans qu'elle proportion cette coïncidence a été notée.

Quant à leur fréquence pendant la grossesse les opinions sont partagées. Les auteurs classiques s'accordent à les reconnaître comme une des complications les moins rares de la gestation. J'en ai moi-même observé très souvent. D'un autre côté, Budin (1), pendant son passage comme interne à la Maternité, a pu constater à maintes reprises que, si les varices sont fréquentes, les hémorrhoïdes sont excessivement rares. Dans le service du professeur Depaul, pendant toute une année, P. Richard ne les a rencontrées qu'à de très longs intervalles.

Cette divergence trouve son explication dans une condition étiologique à laquelle on n'a pas encore songé, que je sache.

La clientèle habituelle de la Maternité et de la Clinique se compose spécialement d'ouvrières, de ménagères, de cuisinières, de blanchisseuses, de marchandes des quatre saisons, prédisposées par leur profession aux varices des saphènes, tandis que chez les femmes de la bourgeoisie, des classes élevées, ce sont les hémorrhoïdes qui prédominent. Cette variété de varices est, Brodie en avait déjà fait la remarque, plus commune chez les riches, et cela tient sans doute au défaut d'exercice, à la trop grande succulence de la chère et à la constipation. C'est pour n'avoir fait porter la statistique que sur des femmes du peuple que Budin a, je pense, avancé son opinion — et l'on doit d'une façon générale considérer les hémorrhoïdes comme fréquentes pendant la grossesse.

Les hémorrhoïdes donnent lieu aux mêmes symptômes pendant la période de la gestation qu'en dehors de cette periode. Nous n'entre-

_____

(1) Cité par Richard. Thèse de Paris, 1876.

rons pas dans de grands détails sur les phénomèmes qui se rattachent à leur présence.

Quelques mots cependant seront nécessaires pour indiquer les quelques particularités qu'elles empruntent à la modalité de la femme grosse.

Apparaissant, comme nous l'avons dit, vers la fin de la grossese, elles peuvent n'être que modérément douloureuses.

Suivant Cazeaux, les hémorrhoïdes qui fluent sont en général peu fâcheuses ; les autres seraient ordinairement graves et très pénibles. Dans ces cas, on observe quelquefois un retentissement du côté de l'utérus dont la contractilité est mise en jeu avant le temps, et il se produit un accouchement prématuré.

Quelquefois les hémorrhoïdes se rompent et l'hémorrhagie qui s'en suit, le plus souvent peu abondante, peut cependant prendre des proportions inquiétantes. Il m'est arrivé d'être obligé d'avoir recours à la cautérisation actuelle pour arrêter le sang.

Obs. (personnelle). — Mme la comtesse de R..., âgée de 30 ans, est à sa première grossesse. Vers le septième mois, elle commença à ressentir vers l'anus quelques titillements, de la chaleur ; il y a une constipation habituelle et au moment des garde-robes une hémorrhoïde peu volumineuse, mais très douloureuse, de coloration bleue, fait saillie en dehors et se réduit d'elle-même ensuite, mais non sans déterminer de vives souffrances. Le 22 mars 1870, à huit mois environ de gestation, elle venait d'aller à la selle, et s'était essuyée avec un papier un peu rugueux, lorsqu'elle se sentit mouillée par un liquide chaud. Avec terreur elle s'aperçut que c'était du sang. Ce dernier coulait en telle abondance que Mme de R... fut d'abord obligée de se placer sur un vase de nuit.

On me fit quérir de suite, mais pendant le temps qui s'écoula jusqu'à mon arrivée, l'hémorrhagie avait été copieuse, et à ma visite je trouvai la malade affaiblie, avec des étourdissements et de la défaillance. Je la fis coucher et examinant les parties, je vis que la petite hémorrhoïde dont j'ai parlé plus haut, dont le revêtement muqueux était considérablement aminci, avait été déchirée. Malgré la position horizontale, le flux sanguin continuait, la compression, la glace appliqué sur le point rompu et dans le rectum, l'application de styptiques, du perchlorure de fer, furent inefficaces. L'hémorrhagie se suspendait un instant, puis reprenait de plus belle. Je n'en pus triompher qu'en éteignant sur le point malade quatre ou cinq aiguilles à tricoter rougies à blanc. L'accouchement se fit à terme, mais l'anémie se prolongea longtemps et la malade, pour cette raison peut-être, dut renoncer à allaiter elle-même son enfant.

Paul Dubois cité par Fromentin Dupeux (1) a rapporté dans ses le-

(1) Des hémorrhoïdes pendant la grossesse. Th. Paris, 1841.

çons cliniques l'histoire d'une femme qui faisant des éfforts pour aller à la garde-robe, se rompit une hémorrhoïde; la perte du sang fut si abondante qu'elle y succomba rapidement.

On a assez souvent l'occasion d'observer l'irréductibilité des hémorrhoïdes; elle ne présente ici rien de spécial. Il en est de même de la coagulation du sang dans leur intérieur qui ne tarde pas à amener leur inflammation.

Cette irréductibilité et cette inflammation se rencontrent bien plus fréquemment après l'accouchement. Pendant le travail, en effet, existent de nombreuses causes d'irritation : en première ligne nous citerons les efforts que la femme est obligée de faire. Lorsque la tête fœtale commence à s'engager, la partie inférieure du tube intestinal et les vaisseaux sont comprimés avec force; puis, quand la partie arrive au périnée, la dilatation de l'anus qui s'entr'ouvre, se déploie en dehors, vient ajouter le tiraillement à la compression. L'expulsion de l'enfant accomplie, l'anus revient sur lui-même, et se resserre au-dessus des hémorrhoïdes, devenues trop turgides pour reprendre leur situation accoutumée.

Lorsqu'à la suite de volume excessif de la tête ou d'une application de forceps un peu précipitée, il y a déchirure complète du périnée, le prolapsus des tumeurs qui nous occupent est dû alors à l'inertie; mais il s'en faut que, dans ces circonstances, les phénomènes douloureux soient aussi accusés.

Cette inflammation des hémorrhoïdes ne présente habituellement aucune gravité : il est rare de la voir se terminer par la suppuration. Le gonflement et les douleurs persistent rarement au delà de quelques jours après l'accouchement. On peut donc se borner à des moyens peu actifs qui satisfont la malade et permettent d'attendre la guérison spontanée.

Je crois cependant devoir m'étendre un peu sur cette question du traitement parce que tous les auteurs ne recommandent pas cette sage expectation et que différents modes d'intervention plus ou moins énergiques ont été proposés.

Nous résumerons dans le même alinéa les moyens à mettre en œuvre contre les varices ano-rectales pendant la grossesse et après l'accouchement, parce que les indications sont les mêmes, à peu de choses près.

La première de ces indications est de détruire la constipation. On y arrive par les lavements frais. Gendrin les a plusieurs fois employés

avec succès; chaque jour un grand lavement froid est d'abord admi-
nistré, puis quand il a été rendu, on donne un quart de lavemeut qui
doit être gardé par la malade. Vient ensuite l'usage de laxatifs légers;
je me suis hien trouvé de la podophylline. Les Anglais recommandent
spécialement l'électuaire ou confection de soufre (1). Fordyce Barker (2) contrairement à l'opinion généralement admise, préconise
comme un des meilleurs remèdes une pilule contenant : 5 centigrammes de poudre d'aloës et 1 centigramme d'extrait de noix vomique.
Selon lui, l'huile de ricin est plus nuisible qu'utile; elle aggraverait
les symptômes. Playfair (3) s'est aussi bien trouvé de l'association
des deux agents proposés par Fordyce Barker. Je ne dois pas omettre
comme laxatif, l'administration quotidienne de une ou deux pilules
de 1 centigramme de belladone, selon la méthode de Bretonneau. Les
applications froides sur les parties malades, et, lorsque l'irritation
causée par les hémorrhoïdes semblera réagir sur l'utérus, et faire
craindre une hémorrhagie utérine, l'enroulement du bassin à l'aide
de compresses imbibées d'eau également froide ont donné de bons
résultats.

Quant aux innombrables topiques mis en avant comme d'une efficacité constante, d'accord avec Joulin, j'avoue que j'en ai rarement obtenu de manifestes effets. L'onguent populeum, l'onguent de noix de
galle et d'opium de la pharmacopée anglaise (4) et tant d'autres
pommades ont eu et ont encore leurs prôneurs.

Suivant Szerlecki (5) la teinture alcoolique d'arnica unie à quatre
parties d'eau amène un soulagement très rapide.

Les bains de siège tièdes ou frais sont très nettement indiqués;
Gendrin, qui les employait très souvent, n'a jamais abaissé leur température au-dessous de 12 à 15 degrés centigrades.

Je ne parle pas des médicaments prescrits à l'intérieur comme
anti-hémorrhoïdaux (pilules Allègre, pilules au scordium, confection
de Ward etc. etc.) ne leur reconnaissant aucune action pour le but

---

(1) Confection de soufre de la Pharmacopée anglaise : soufre sublimé,
4 parties ; tartrate acide de potasse, 1 partie ; sirop d'éc. d'or. amères, 4 parties. Mêlez, dose de 60 à 120 grammes.

(2) The puerperal diseases, p. 33.

(3) A Treatise on the science and pract. of Midwifery, t. I, p. 216.

(4) Cnguentum gallæ cum opio : poudre de noix de galle très-fine, 4 gr. ;
poudre d'opium, 1 gr. 50; axonge benzoïnée, 30 gr.

(5) Dictionnaire de thérapeutique.

qu'ils ambitionnent d'atteindre et n'étant pas assuré de leur innocuité pendant la grossesse.

Lorsque l'inflammation ou la turgescence sont très considérables, Cazeaux (1) dit « qu'il faut pratiquer la saignée du bras qui est, dit-il, de beaucoup préférable à l'application de sangsues au voisinage des tumeurs: celles-ci calment momentanément les douleurs, mais elles peuvent chez certaines femmes, causer l'avortement. » Smellie, Mac-Clintock sont partisans de l'application de sangsues dans ces cas, mais ils insistent beaucoup sur les précautions à prendre pour éviter les hémorrhagies et restreindre les pertes de sang à de justes limites. Désormeaux n'a jamais vu ce dernier moyen ou l'incision des tumeurs procurer un soulagement durable. La ponction des hémorroïdes, à laquelle on est porté à avoir recours quand il existe une tension extrême et que Playfair préconise formellement, me paraît, d'après ce que j'ai dit plus haut de la marche naturelle des accidents, absolument inutile; Joulin (2) considère même les mouchetures comme un moyen dangereux.

Pour moi, je me suis toujours contenté du traitement le plus simple : les fomentations d'eau chaude, les cataplasmes laudanisés, l'application largement faite d'un onguent contenant vingt centigrammes de chlorhydrate de morphine pour trente grammes de cérat, de glycéré d'amidon ou de vaseline. Pour arriver au même résultat, Grœnendael's (3) fait pratiquer des onctions trois ou quatre fois par jour avec une pommade composée de 2 grammes d'extrait de belladone pour 30 grammes d'onguent rosat. Les suppositoires belladonés et opiacés font aussi quelque bien.

Dans les cas de tumeurs hémorrhoïdales volumineuses, enflammées, étranglées très douloureuses, Cazin père (4) recommande l'application de linges imbibés dans le mélange suivant: eau de laitue 500 grammes, extrait de belladone 8 grammes, extrait gommeux d'opium 2 grammes.

Quand les hémorrhoïdes sont sorties depuis peu de temps, il faut essayer de les réduire ; le taxis devra être on ne peut plus modéré ; on arrive quelquefois à les faire remonter au-dessus du sphincter, qui

---

(3) Traité d'accouch., 7e édit , p. 286.
(4) Traité complet des accouchements, p. 1162.
(3) Annales de la Société des sciences de Malines, 1838.
(4) Traité des plantes méd. indig. et acclim.

quelquefois les maintient dans l'intestin. Malheureusement le moindre effort de défécation vient souvent détruire le résultat de bien des tentatives et de bien des douleurs. Aussi convient-il d'être *réservé* dans les essais de réduction.

Lorsque les hémorrhoïdes, devenues chroniques pendant la grossesse, sont une cause permanente de gêne et de douleurs, quand il n'y a point de troubles digestifs, on a proposé de les enlever par la ligature, le bistouri, la cautérisation (1) ou l'écraseur; mais il faut reconnaître avec Churchill (2) qu'il est rarement opportun de le faire avant l'accouchement, et la discussion ouverte à la Société de chirurgie en 1876, sur l'influence des opérations pendant la grossesse, n'est pas de nature à encourager l'intervention chirurgicale.

Après l'accouchement même, il faut y regarder à deux fois avant d'agir. Verneuil a très bien étudié l'état particulier, tant général que local, qui contre-indique toute tentative opératoire pendant la puerpéralité.

Nous devons cependant enregistrer le moyen suivant, très douloureux, mais paraît-il très efficace, préconisé par Campbell : inciser les hémorrhoïdes et appliquer ensuite un cataplasme bien chaud. Quand elles sont indolentes, il conseille aussi de les lier ou de les réséquer avec l'instrument tranchant. Il préfère ce dernier comme donnant lieu à moins d'inflammation, tout en recommandant de se tenir en garde contre les hémorrhagies consécutives (3).

Si le bourrelet hémorrhoïdal est considérable et ne peut être réduit ou si, réduit, il ressort de suite, Fordyce Barker a recours depuis quelques années à la dilatation forcée : « Ma méthode est la suivante, dit cet auteur : la malade étant anesthésiée complètement, j'opère aussitôt après la sortie de l'enfant et avant celle du placenta. Je refoule les tumeurs au-dessus du sphincter, si cela peut être accompli facilement; sinon, je les laisse et j'introduis profondément et dans le sphincter les deux pouces placés dos à dos; je les écarte ensuite autant qu'il m'est possible; je dilate avec force et je vais jusqu'à déchirer les fibres de ce muscle. Pendant ce temps, un aide exerce une forte pres-

(1) Philippeaux, Traité de la cautérisation. Paris, 1856.
(2) Traité pratique des maladies des femmes. Trad. Wieland et Dubrisay, p. 803.
(3) Midwifery, p. 516.

sion sur le fond de l'utérus. Dans beaucoup de cas, l'expulsion immédiate du placenta a suivi l'opération. »

Pour nous, convaincu que les dilatations variqueuses de l'anus et du rectum disparaissent le plus souvent avec la cause qui les a fait naître, nous n'hésitons pas à proscrire toute intervention. Si, par exception, les hémorrhoïdes persistent, et qu'elles occasionnent des troubles ultérieurs, il faut attendre au moins six mois pour essayer la cure radicale, et alors on peut avoir recours à des procédés non sanglants, la dilatation forcée, par exemple, qui dans ces derniers temps a donné de si beaux résultats et qui alors est toujours ineffensive.

BIBLIOGRAPHIE.

ALBE TI. De hemorrhoidibus fœminarum. Halæ, 1717. — BARTSCH. Report in the Lancet, 16 avril 1836. — CAMPBELL. Midwifery, p. 516. — CAZEAUX, Traité d'accouchements, p. 286. — F.-J. CAZIN. Traité des plantes médicales indig. et acclim., 4e édit., par H. Cazin. — CHURCHILL. Traité prat. des malad. des femmes. Trad. Wieland et Dubrisay, p. 803. — DUBRUEIL et RICHARD. Arch. de physiol. norm. et pathol. Mars-avril 1868, p. 233. — DUPRÉ. Ergo tumentibus puerperæ hemorrhoïdibus fluentibus lochiis. Veîne sectio è cubito. Paris, 1640. — FORDYCE PARKER. The puerperal diseases, p. 33. — GROENENDAEL's. Annales de la Société des sciences de Malines, 1830. — JOULIN. Traité complet des accouchements, p. 1162. — FROMENTIN DUPEUX. Des hémorrholdes pendant la grossesse. Th. Paris, 1841. — LEVRET. L'art des accouchements, 3e éd., p. 224. — PHILIPPEAUX. Traité de la cautérisation. Paris, 1856. — PLAYFAIR. A Treatise on the science and pract. of Midwifery, t. I, p. 216. — RICHARD. Etude sur la phlébectasie superf. chez la femme enceinte. Th. de Paris, 1876, no 501, p. 22, 25, 38, 39 et 40. — SCHRADER. De hemorrhoidibus gravidarum et puerperarum. Halæ, 1727. — SZERLECKI. Dictionnaire de thérapeutique.

Plus, les traités généraux de pathologie externe et d'accouchements.

TITRE V.

VARICES DU TRONC.

Ce sujet ne nous arrêtera pas longtemps, car les varices sont extrêmement rares dans cette région. Celles qui s'y montrent appartiennent le plus souvent au système des saphènes. Les varices abdominales ont été, en effet, signalées; elles se développent dans la sous-cutanée abdominale. On y observe quelquefois des paquets variqueux souvent

Cazin.

énormes, formant par leur réunion une tumeur hémisphérique, inégale, pelotonnée, anfractueuse, facile à déprimer et même à aplatir complètement par une pression prolongée, mais se reproduisant aussitôt que l'on cesse cette pression. C'est à elles que s'adresse la qualification de *Têtes de Méduse* que Marc-Antoine Séverin leur a imposée, parce qu'elles prennent, dans certains cas, un développement et un aspect monstrueux.

Plus que les autres variétés, les varices ayant ce siège pourraient être étiologiquement rattachées aux difficultés de la respiration résultant de la grossesse. Car je les ai constatées deux fois et à l'état absolument isolé chez des hommes jeunes affectés d'accès d'asthme presque continuels.

On rencontre, quoique le fait soit exceptionnel, des varices sur les fesses.

Obs. (personnelle). — J'ai constaté l'an passé (1878), chez une dame anglaise, Mᵐᵉ J..., arrivée au troisième mois de sa grossesse, une tumeur variqueuse avec varicosités cutanées sur la fesse gauche. Aucune cause, ni contusion, ni froissement ne paraît avoir déterminé la préférence de ce siège. C'est la première fois que pareil développement des veines s'est produit. Les jambes et la vulve sont libres de toute dilatation veineuse, même profonde. Il n'y a pas d'œdème. La mère de Mᵐᵉ J... avait, à la suite de grossesses répétées, des varices aux jambes avec ulcère du côté gauche.

Depuis le dépôt de mon mémoire à l'Académie, j'ai eu l'occasion de rencontrer un cas aussi curieux, mais dans lequel les grandes lèvres étaient envahies aussi.

Obs. (personnelle). — Mᵐᵉ H..., septième grossesse, vient au terme de huit mois me consulter pour une vaginite. Je constate chez elle des varices des grandes lèvres, un peu de dilatation des veines superficielles de la cuisse gauche, vers les attaches du droit interne et rien absolument sur les deux membres inférieurs. En écartant les petites lèvres, on trouve sur le vestibule deux veines transversales très distendues; rien sur l'abdomen, pas d'hémorrhoïdes ni externes, ni internes, pas de constipation. Ce qui me frappe, sont deux dilatations ampullaires dans le pli interfessier, une de chaque côté à 1 centimètre 1/2 environ de l'anus, lequel est absolument à l'état normal, je le répète; ces dilatations, du volume d'une petite amande, sont molles, compressibles et sans changement de coloration de la peau; en aucun autre point de la fesse, on ne rencontre de lésion semblable.

Il n'est pas non plus très fréquent de trouver variqueuses les veines superficielles qui rampent sous la peau des mamelles. Elles s'y dessinent très nettement pendant la grossesse, témoignent de l'activité de sécrétion qui se prépare dans les organes, et donnent aux seins cet aspect marbré qui est très recherché chez les nourrices; mais la varice proprement dite y est rare. Nous en trouvons pourtant une observation dans la thèse de P. Richard. Les seins étaient un peu douloureux, gonflés, et sur la peau on constatait des mailles variqueuses partant du pourtour du mamelon et s'irradiant vers la base du cou, vers les épaules et la région épigastrique; entre les deux mamelles, il y avait en outre deux grosses veines franchement variqueuses.

Pour terminer avec les veines du tronc, nous donnerons place au fait suivant, que nous ne savions trop où classer, et qui a un certain intérêt au point du vue anatomo-pathologique :

Obs. — *Rupture de varices d'une veine lombaire. Hémorrhagie mortelle* (1). —Une femme n'ayant que 2 pouces 8 lignes de diamètre, n'ayant éprouvé que de faibles accidents dans les huit ou dix premiers jours de couches, quoique l'accouchement eût été des plus laborieux, fut prise d'une perte considérable au vingt-deuxième jour, pendant qu'elle se promenait dans la chambre. Cette perte, qui ne dura qu'un jour en tout, ne l'empêcha pas de se lever, le lendemain et les jours suivants jusqu'au trentième. Une nouvelle hémorrhagie survint alors et, quoiqu'elle n'eût pas duré plus longtemps que la première, cette femme ne tarda pas à succomber. A l'ouverture du cadavre, on vit un foyer purulent dans le tissu cellulaire qui entoure le muscle psoas droit et un sac variqueux considérable, tapissé de concrétions sanguines, qui s'était ouvert avec cet abcès à la partie supérieure et un peu antérieure du vagin. Il était formé par une des veines lombaires et communiquait directement avec la veine cave. La matrice était petite, contractée, fermée, et ne contenait en dedans aucune goutte de sang.

Je ne parle parle pas des varicomphales, que je n'ai jamais observés et dont, du reste, Boyer révoque en doute l'existence (2).

INFLUENCE DES VARICES MATERNELLES SUR LE FŒTUS OU L'EMBRYON.

Il est bien facile de comprendre que les accidents dont les varices sont le siège et surtout les hémorrhagies et les phlébites peuvent avoir une influence sur le produit de la conception.

Les hémorrhagies variqueuses abondantes peuvent amener l'avortement (3), et si elles n'arrivent pas à ce résultat, sont préjudiciables au développement de l'enfant; elles diminuent sa croissance initiale.

---

(1) Baudelocque, Art des accouchements, t. II, p. 260.
(2) Traité des mal. ch., 1826, vol. VII, p. 537.
(3) Brich, Siebold Journal, 1850, vol. XXVIII.

Quant aux phlébites, leur action nocive est aussi rationnelle, mais les faits cliniques prouvent leur innocuité relative. Théoriquement, toute inflammation un peu vive, s'accompagnant d'hyperthermie, retentit promptement sur le fœtus ; comme ce dernier possède une température qui excède de quelques dixièmes celle du sang maternel, il atteindra, on le comprend, plus tôt que la mère la température dangereuse qui menace son existence. Toutes les fois que le thermomètre dénotera dans l'aisselle de la femme enceinte 40°, l'embryon sera en danger.

Scientifiquement, cette vérité est indéniable, mais les relevés auxquels je me suis livré ne donnent pas encore de renseignements très précis sur la fréquence de l'avortement et de l'accouchement prématuré dans les phlébites variqueuses, l'érysipèle, etc. Des études ultérieures, dirigées dans le sens que j'indique, pourront seules résoudre cette question qui, sans être absolument nouvelle, n'a pas été, jusqu'à présent, l'objet de ces recherches sérieuses que réclame la science moderne. En général, disons-le dès à présent, la phlébite de la grossesse étant peu grave, le produit n'en doit pas ressentir de contre-coup. Abstraction faite de ces deux complications, les varices maternelles ont-elles une influence sur le fœtus, sur son volume, sur sa vitalité? Les nombreux gynécologues dont j'ai lu les ouvrages sont absolument silencieux sur ce point. Je n'ai trouvé que dans Steiner (1) la brève mention suivante : « Le poids du fœtus peut en être diminué de 50 à 200 grammes à peu près. » Je laisse à l'auteur que je viens de citer la responsabilité de cette assertion, que j'aurais voulu voir étayée par des tableaux ou des relevés statistiques.

Quoi qu'il en soit et pour combler cette lacune, il serait, je crois, utile de faire porter les investigations sur ce sujet.

Pendant l'accouchement, enfin, les varices de la vulve et du vagin peuvent nuire au fœtus en en retardant l'expulsion, en nécessitant l'application du forceps ou en causant même sa mort par anémie en cas de rupture ou de thrombus avant sa sortie du sein maternel.

---

(1) Compendium des mal. des enfants. Trad. française. Coccoz, 1850, p. 5.

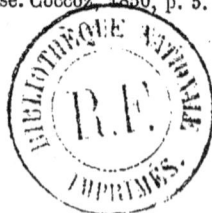

TABLE DES MATIÈRES

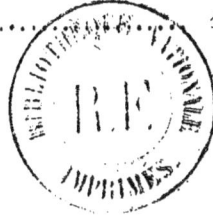

Paris. — Imp. A. PARENT (Davy, successeur), rue Monsieur-le-Prince, 31.

PUBLICATIONS
DE LA LIBRAIRIE ADRIEN DELAHAYE ET É. LECROSNIER

FONSSAGRIVES (J.-B), professeur de thérapeutique et de matière médicale à la Faculté de médecine de Montpellier, etc. Traité de thérapeutique appliquée, basé sur les indications, suivi d'un précis de thérapeutique et de posologie infantiles et de notions de pharmacologie usuelle sur les médicaments signalés dans le cours de l'ouvrage. 2 vol. in-8 .... 24 fr.

WOILLEZ (E.-J.), médecin honoraire de l'hôpital de la Charité, etc. Traité théorique et clinique de Percussion et d'Auscultation, avec un appendice sur l'inspection, la palpation et la mensuration de la poitrine. 1 vol. in-18 avec 101 figures intercalées dans le texte .... 10 fr.
Cartonné .... 11 fr.

LEGRAND DU SAULLE, médecin de la Salpêtrière, etc. Etude médico-légale sur les testaments contestés pour cause de folie. 1 vol. in-8 .... 9 fr.

LEGRAND DU SAULLE. Etude médico-légale sur l'interdiction des aliénés et sur le Conseil judiciaire, suivie de recherches sur la situation juridique des fous et des incapables à l'époque romaine. 1 vol. in-8. 3 fr.

LEVEN, médecin en chef de l'hôpital Rothschild, etc. Traité des maladies de l'estomac. 1 vol. in-8 ....

BUCHHOLTZ. Guide élémentaire du médecin praticien. 1 vol. in-18 Prix ....

PETIT (H.), sous-bibliothécaire à la Faculté de médecine de Paris, etc. Traité de la Gastrotomie, ouvrage précédé d'une introduction par M. le professeur VERNEUIL. 1 vol. in-8 .... 6 fr.

LANGLEBERT. Aphorismes sur les maladies vénériennes, suivis d'un formulaire magistral pour le traitement de ces maladies. 1 joli vol. in-32 avec fig. 2e édit., revue et augmentée .... 3 fr. 50

LANGLEBERT. La syphilis dans ses rapports avec le mariage. 1 vol. in-12 de 332 pages .... 3 fr. 50

BOSSU. Lois et mystères des fonctions de reproduction considérées dans tous les êtres animés, spécialement chez l'homme et chez la femme. 1 vol. in-12 avec 2 planches coloriées .... 5 fr.

MOUSSAUD. Précis pratique des maladies des organes génito-urinaires. 1 vol. in-12 avec fig. dans le texte .... 5 fr. 50

NOTTA. Médecins et clients. 2e édit. 1 vol. in-18 de 188 pages ... 2 fr.

RIANT (A.), professeur d'hygiène, médecin à l'Ecole normale du département de la Seine, etc. Leçons d'hygiène contenant les matières du programme officiel adopté par le ministre de l'instruction publique pour les lycées et les écoles normales. 2e édit. 1 beau vol. in-18. .... 6 fr.

PIORRY. La médecine du bon sens. De l'emploi des petits moyens en médecine et en thérapeutique. 2e édit. 1 vol. in-12 .... 5 fr.

BENOIST DE LA GRANDIÈRE. Notions d'hygiène à l'usage des instituteurs et des écoles normales primaires. 3e édit. 1 vol. in-18 ...... 1 fr. 50

LE BRET, président de la Société d'hydrologie médicale de Paris, etc. Manuel médical des eaux minérales. 1 vol. in-18. Broché, 5 fr. 50. in-8 Cartonné. .... 6 fr.

GUICHET (A.). Les Etats-Unis (United States America). Notes sur l'organisation scientifique: les Facultés de médecine, les hôpitaux, la prostitution, l'hygiène, etc. 1 vol in-18. .... 2 fr. 50

CULLERIER, chirurgien de l'hôpital du Midi, etc. Des affections blennorrhagiques: Leçons cliniques professées à l'hôpital du Midi, recueillies et publiées par le Dr ROYET, suivies d'un Mémoire thérapeutique, revues et approuvées par le professeur. 1861. 1 vol. in-8 de 248 pages ..... 4 fr.

RICORD, chirurgien de l'hôpital du Midi, membre de l'Académie de médecine, etc. Leçons sur le chancre, professées à l'hôpital du Midi, recueillies et publiées par le Dr A. FOURNIER, suivies de notes et pièces justificatives et d'un formulaire spécial. 2e édit. revue et augmentée. 1 vol. in-8 de 549 pages .... 7 fr.

Dr René SERRAND. Rapports de la congestion pulmonaire et de la pleurésie aiguë avec épanchement. 1878. 1 vol. in-8 de 114 pages 2 fr.

Paris. — A. PARENT, imp. de la Fac. de médec., rue M.-le-Prince, 31.
A. DAVY, successeur.

www.ingramcontent.com/pod-product-compliance
Lightning Source LLC
Chambersburg PA
CBHW071845200326

41519CB00016B/4248